Manuel du Nouveau Coronavirus

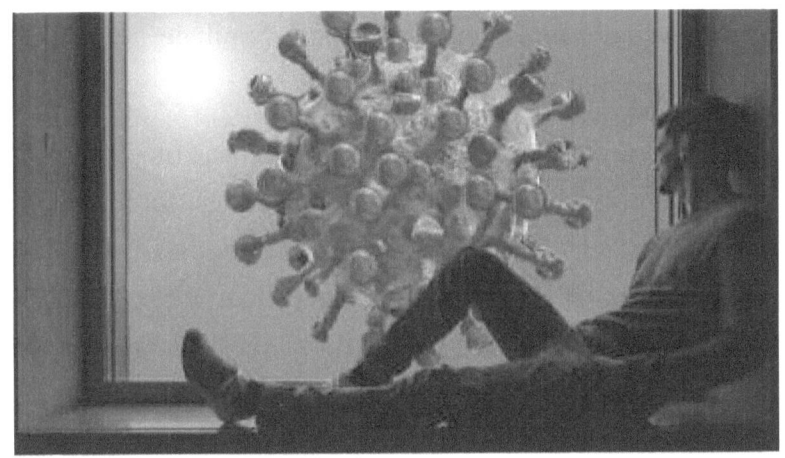

Dr Mario Vega Carbó

Endocrinologue

Édition 2021

-Volume N ° 1-

À propos de l'auteur

Mario Vega Carbó est un médecin cubain spécialisé en endocrinologie, nutrition et médecine familiale, avec plus de 20 ans d'expérience.

Il a été reçu en 1994 à l'Institut des sciences médicales de La Havane (ISCMH) et a ensuite poursuivi sa formation en complétant un Master en Longévité Satisfaisante, un diplôme en Échographie Diagnostique et diverses spécialisations en Enseignement Médical Supérieur et Endocrinologie.

Sa carrière a commencé à la Direction de la santé municipale de La Lisa et s'est poursuivie à l'Institut national d'endocrinologie et à la polyclinique le 26 juillet à Cuba. Depuis 2014, il travaille comme endocrinologue à la clinique Vega & Vado, à Managua, au Nicaragua.

Mario est également professeur de physiopathologie médicale et amoureux du bien, de la famille et de la nature.

Auparavant, il a publié *"Je réponds à 1 500 questions sur les hormones, le métabolisme et la nutrition "* où il explique les causes des principales maladies endocriniennes, leurs symptômes les plus courants, leurs risques et la meilleure façon de les traiter.

Également «*Dévoilement des mythes: métabolisme, endocrinologie et reproduction*», qui dit la vérité sur les croyances populaires liées à l'alimentation, l'obésité, le diabète, le cholestérol, l'hypertension, la perte de cheveux, la puberté, l'infertilité, la sexualité et les contraceptifs. «*Manuel du nouveau coronavirus*» volume 1, est un autre des textes visant à comprendre le grand public.

Présence en ligne:

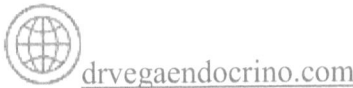drvegaendocrino.com

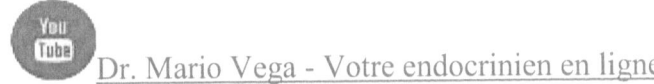Dr. Mario Vega - Votre endocrinien en ligne

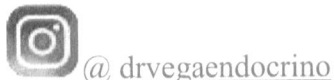@ drvegaendocrino

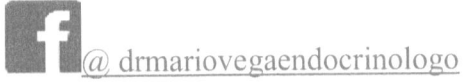@ drmariovegaendocrinologo

Pour la planète Terre, la seule favorisée dans cette pandémie.
La gloire du Seigneur pour chaque défunt
et mes condoléances à sa famille et à ses amis.
Un appel au bon sens de toute la race humaine.
Mon amour infini pour ma famille et mes amis.
Mes plus grands respects à mes collègues et à tous les agents de santé.

Volume 1

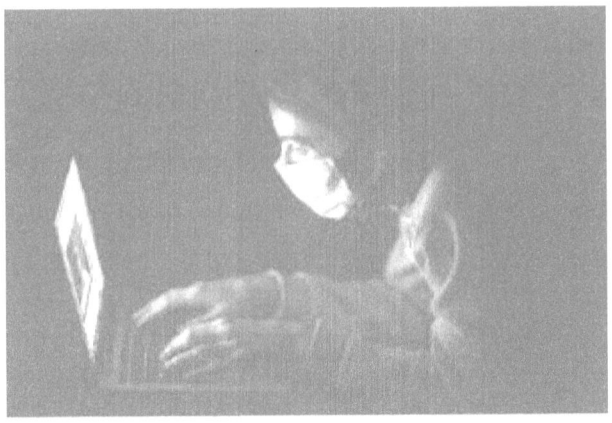

*Destiné au grand public, pour vous aider à mieux
comprendre le nouveau coronavirus.*

Introduction au volume 1

Coronavirus et pandémies à l'ère de la mondialisation

Nous vivons à une époque qui sera marquée par l'histoire. Il y a encore quelques mois, presque personne n'avait entendu parler du coronavirus et du COVID - 19. Cependant, aujourd'hui, cette maladie est sur tout lemonde de lèvres et leurs impacts de Eron au monde dans une crise mondiale et sociale sans précédent.

Outre le problème de santé inquiétant, la paralysie forcée des activités affecte gravement les économies de la plupart des pays, provoquant récession, isolement et incertitude.

Mais *comment est-il possible qu'un virus apparu en Chine mette en danger la santé et le développement productif de l'humanité?*

La mondialisation et le mouvement constant des personnes et des biens nous exposent tous à la menace latente d'une pandémie.

Depuis le début du XXIe siècle, d'autres maladies virales contagieuses, telles que la grippe aviaire, le syndrome respiratoire au Moyen - Orient (MERS), le SRAS et le virus de la É balle annoncé à l'avance la possibilité qu'une crise serait telle.

En peu de temps, le nouveau coronavirus s'est propagé dans le monde et la gravité de la situation oblige à prendre des mesures extrêmes pour tenter de les empêcher de se propager.

Tout comme la peste noire ou la variole en son temps, cette maladie pose un défi de nouveaux défis et solutions nécessite aucune vedosas pour vencerl à.

Il n'a pas eu beaucoup des remèdes concrets, la meilleure façon de enfrentarl à est par la connaissance, de recherche et d Apers techniques éprouvées pour controlarl à et prevenirlà.

Dans ce contexte, le Dr Mario Vega présente Carbo un nouveau livre sur la COVID-19, dans le but de fournir des informations à la population générale et le personnel de santé en particulier.

Avec le langage simple que nous avons utilisé, le spécialiste lui-même dans immerge le monde des maladies virales, mettant la portée de tous un SIRV manuel et conseils pour comprendre mieux la nouvelle coronavirus, ses effets et ses conséquences.

Il y analyse son histoire et ses caractéristiques, la façon dont il est transmis, ses symptômes les plus courants et les complications qu'il génère dans le corps humain.

Il explore également les groupes les plus menacés et les mesures de prévention et de protection qui doivent être prises aux niveaux personnel, local, national et international pour empêcher leur propagation.

Il évalue également les types de traitements disponibles et la manière dont les patients affectés par la maladie doivent être soignés et gérés.

En guise d'introduction, le Dr Mario répond aux questions de base sur ce virus:

- Docteur, q chapeau est spécifiquement le nouveau coronavirus?

L'agent causal d'une nouvelle maladie,denominad à l'officiellement COVID -19 par l'Organisation mondiale de la santé (OMS), est une maladie respiratoire semblable à la grippe, mais très contagieuse.

P agent causal ertenece la famille des coronavirus, qui sont un certain nombre de virus qui causent d'une rhume à des conditions plus sévères, comme le syndrome respiratoire Moyen - Orient (MERS-CoV) et aigu sévère (SRAS syndrome respiratoire - CoV).

-Quels sont vos symptômes les plus courants?

Ses signes les plus courants sont la toux, le mal de gorge et les maux de tête, l'écoulement nasal, l'essoufflement, la fatigue et la fièvre.

La plupart des gens prennent entre 2 et 14 jours pour présenter des symptômes après avoir été infecté et en général, ces signaux dure n un semaine et après quoi généralement aucune amélioration.

Cependant, chez les personnes ayant un faible système immunitaire de, ou diverses maladies sous - jacentes, comme dans le cas des personnes âgées, la maladie peut être plus grave et provoquer une pneumonie, une bronchite, une insuffisance rénale, des lésions cardiaques et i ême la la mort, il est donc essentiel de prendre toutes sortes de soins de.

-Comment cette maladie se propage-t-elle?

La maladie COVID- 19 se propage par contact direct ou avec des sécrétions de personnes infectées, telles que des gouttes de salive expulsées par la toux ou les éternuements.

T a également OCAR un objet ou d'une surface qui a le virus, puis passer la s main s de la bouche, les yeux ou le nez avant de se laver le correctement.

-Comment cette maladie est- elle diagnostiquée?

S pour confirmer cette maladie et ont besoin d'analyses de laboratoire spécial d'échantillons respiratoires ou de sang.

Ils étudient les marqueurs génétiques du virus pour l'identifier et exclure d'autres maladies.

- Comment est le COVID -19?

À l'heure actuelle, il n'existe aucun traitement spécifique pour cette maladie, mais les médecins peuvent prescrire des médicaments contre la douleur ou la fièvre.

Dans la plupart des cas, les gens se rétablissent en se reposant et en buvant beaucoup de liquides, et les symptômes disparaissent d'eux-mêmes en quelques jours.

Lorsque le patient a des difficultés à respirer, vous ne pouvez pas retenir les fluides, ou avoir d'autres conditions pré - existantes, il est important que vous contactez immédiatement avec un médecin pour voir les étapes.

Le même ceux appartenant à des groupes à risque, comme les personnes m Ayores, enceintes ou ceux qui ont des systèmes immunitaire est affaibli.

-Comment pouvons-nous empêcher sa propagation?

Pour éviter la transmission de l à COVID -19 est recommandé l avarse les mains fréquemment et specialmente avant de manger et après être allé à la salle de bain, son est le nez, la toux ou les éternuements.

Faute de quoi, peut utiliser un désinfectant p alcool ara mains à base, avec au moins une 60% de ce composé.

Vous devez également éviter de vous toucher les yeux, le nez et la bouche; et désinfecter des objets et

10

des surfaces d'utilisation quotidienne avec des pulvérisations de nettoyage.

L'utilisation des masques ou des masques du visage est conseillé, non pas comme une mesure générale, surtout si pour ceux qui ont la maladie et prévenir la propagation, ou pour ceux qui sont professionnels est la santé.

Lorsque vous toussez ou éternuez, couvrez-vous avec un mouchoir ou des manches de coude, en évitant d'utiliser vos mains.

En l'autre côté, vous pouvez donner un vaccin pour prévenir la grippe sinon que vous ayez reçu cette saison.

N'oubliez pas qu'avec plus d'informations, nous pouvons mieux prendre soin les uns des autres et réduire les risques de transmission.

Je vous invite à lire ce manuel pour savoir tout ce que vous avez besoin sur la COVID -19 et les maladies virales contagieuses.

Partie I. Défenses, voies respiratoires et virus

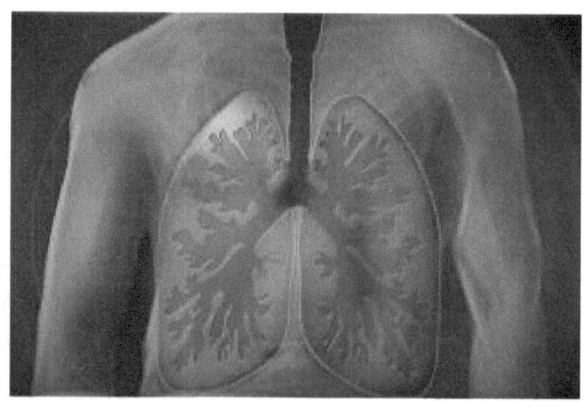

1. Types d'immunité. Examples

-Docteur Mario, quel est le système immunitaire?

Le système immunitaire est la défense naturelle de l'organisme contre les infections et les germes.

Il est composé de cellules, de tissus et d'organes qui travaillent ensemble pour détecter, combattre et détruire certains agents pathogènes avant qu'ils n'endommagent le corps.

-Comment fonctionne ce système?

Pour empêcher l'entrée de germes, le corps a des barrières externes telles que la peau et les muqueuses. Lorsque ceux-ci sont surmontés, les agents pathogènes pénètrent dans le corps et commencent à l'endommager.

Pour lutter contre cette attaque, le système immunitaire dispose d'une première ligne de défense constituée de leucocytes ou de globules blancs. Ces cellules se trouvent dans le sang et peuvent être déplacées à divers endroits du corps pour le protéger.

Une fois qu'ils détectent l'entrée de micro-organismes ou de substances étrangères, les leucocytes pénètrent dans les tissus et, au contact des envahisseurs, génèrent des anticorps pour les détruire.

-À quoi se réfère le concept d'immunité?

L'immunité est un e tate de résistance naturelle ou acquise à posséder certains ou s des individus ou des espèces contre l'attaque d'un agent infectieux ou toxiques.

En médecine, ce concept fait référence à la protection que le système immunitaire offre au corps contre les maladies.

- Combien y a-t-il de types d'immunité?

Il existe deux types: l'inné et l'acquis.

Le premier est une immunité qui est disponible par héritage ou par des moyens biologiques. Certains individus ou espèces ont la particularité de ne pas souffrir ou de transmettre certaines maladies, même s'ils n'ont jamais été en contact avec l'agent qui les provoque.

L'immunité innée fait également référence au système de défense avec lequel vous êtes né.

En revanche, un type d'immunité acquise après exposition à un certain pathogène est acquise. Dans ces cas, le corps génère des anticorps, puis "se souvient" de l'envahisseur et construit une défense spécifique pour empêcher une nouvelle infection similaire à l'avenir.

-Pouvez-vous nous donner des exemples de chaque type d'immunité?

Le réflexe de toux, l'acide gastrique, le mucus et les larmes sont des exemples d'immunité innée.

Pendant ce temps, la protection obtenue des vaccins est un cas d'immunité acquise.

2. Immunité humorale et cellulaire

-Qu'est-ce que l'immunité humorale?

Il s'agit d'un type d'immunité acquise dans laquelle le système immunitaire reconnaît les agents envahisseurs potentiellement dangereux et produit des anticorps pour les détruire.

Lorsque la menace est éliminée, les cellules stockent ces informations en mémoire afin de pouvoir répondre plus rapidement aux futures attaques du même germe.

-Qu'est-ce que l'immunité cellulaire?

Est -ce un autre type d'immunité acquise dans laquelle, contre un agent d'invasion, cellules du système immunitaire libère des substances spécifiques appelées cytokines pour détruire les, sans l'intervention d'anticorps.

-Quelle est la différence entre les deux types?

D'une manière générale, nous pouvons dire que l'immunité humorale agit contre les micro-organismes extracellulaires et l'immunité cellulaire contre les micro-organismes intracellulaires.

Dans le premier, l'attaque se produit avec des anticorps qui inactivent ou marquent les agents potentiellement dangereux à détruire, tandis que dans le second, ils sont directement attaqués par les cellules.

3. Immunité active et passive

-Qu'est-ce que l'immunité active?

Il s'agit d'un type d'immunité acquise dans laquelle notre propre corps génère des anticorps spécifiques contre un certain pathogène après en avoir souffert.

Un exemple de ceci est les vaccins, dans lesquels des virus atténués sont administrés au corps de sorte que le corps produit des défenses durables et résistantes contre lui.

-Qu'est-ce que l'immunité passive?

Il s'agit d'un type d'immunité acquise dans laquelle les anticorps contre un certain envahisseur sont produits par un organisme différent de la personne.

Par exemple, ce sont les défenses qui sont transmises de la mère à l'enfant par le lait ou le placenta, ou lorsque le sérum sanguin d'un donneur immun est fourni à un patient malade.

4. Défense contre les agents biologiques

-Quels sont les agents biologiques?

Les agents biologiques sont tous ces micro-organismes capables de provoquer tout type d'infection, d'allergie ou de toxicité pour l'homme.

Ceux-ci peuvent avoir différentes formes et tailles. Les plus connus sont les virus, les bactéries, les champignons, les endoparasites humains (protozoaires et helminthes) et les prions.

-Quels sont les virus?

Les virus sont ou ODY de structure très simple, couche SCÉ se reproduire dans certaines cellules, en utilisant leur métabolisme.

Ce sont de très petits germes qui envahissent les cellules vivantes et les utilisent pour se multiplier, ce qui les endommage, mute, meurt ou tombe malade.

Ces organismes sont responsables de la production de maladies infectieuses telles que la lumière froide IADO, la grippe, le sida, la variole, la rougeole et COVID -19.

-Comment est la défense contre ces agents biologiques?

Lorsqu'une attaque se produit, le corps essaie d'abord d'empêcher ces envahisseurs d'entrer. Si elles parviennent à entrer, et l système immunitaire cherche des moyens de lutter contre les et détruire les.

Dans le cas où ces actions ne sont pas entièrement efficaces, les agents pathogènes s'installent dans le corps et provoquent des maladies.

5. Anatomie des voies respiratoires

-Quelles sont les voies respiratoires?

Les voies respiratoires sont l'ensemble des organes qui rendent la respiration possible.

Les cellules de notre corps ont besoin d'oxygène pour vivre. Par la respiration, l'oxygène pénètre dans notre corps et permet au dioxyde de carbone généré par les cellules de sortir lorsqu'elles font leur travail.

-Quels organes font partie des voies respiratoires?

Le système respiratoire est composé du nez, du pharynx, du larynx, de la trachée, des bronches , des bronchioles et des poumons.

De plus, différentes structures interviennent également dans la respiration, comme le diaphragme et les muscles intercostaux.

-Qu'est-ce qui arrive à l'oxygène une fois qu'il pénètre dans notre corps?

Lorsqu'il pénètre dans notre corps, il est inhalé dans les poumons et passe à travers les fines membranes des alvéoles dans la circulation sanguine.

Là, l'hémoglobine la capture dans les globules rouges et s'écoule vers le cœur, qui pompe ce sang riche en oxygène vers les tissus du corps qui en ont besoin, à travers les artères.

6. Obstacles, muqueuse et épithélium respiratoire

-Comment les germes pénètrent-ils dans notre corps par les voies respiratoires?

Lorsque nous respirons, l'air qui pénètre dans notre corps n'est pas complètement propre.

Il contient des produits chimiques et des particules organiques telles que la poussière, les bactéries, les champignons, les virus et le pollen qui peuvent être nocifs pour notre santé.

-Quels sont les mécanismes de défense du système respiratoire?

Le système respiratoire comporte une série de barrières physiques pour empêcher l'entrée de germes. Il s'agit notamment de poils nasaux, de muqueuses, de toux et d'éternuements.

Lorsque ces défenses ne parviennent pas à empêcher l'entrée et le développement d'agents pathogènes, le système immunitaire lui-même devient opérationnel.

-Qu'est-ce que les muqueuses?

Les muqueuses sont une série de membranes qui entourent tout le système respiratoire, du larynx aux bronches, pour le protéger. Pour cela, ils sécrètent une substance dense et collante qui recouvre les parois internes de ces organes.

Lorsque des agents nocifs pénètrent dans le corps par les voies respiratoires et surmontent les poils nasaux, ils sont attirés par ce mucus visqueux, où ils se retrouvent piégés et sont ensuite expulsés par le nez et la bouche.

-Que se passe-t-il lorsque nous éternuons ou que nous toussons?

Lorsque des particules trop grosses pénètrent dans le corps pour être piégées par la substance collante de la muqueuse, le corps active des mécanismes d'urgence pour essayer de les expulser.

Dans le cas d'éternuements et de toux, il y a une stimulation des récepteurs nerveux, qui éliminent une grande quantité d'air du corps à grande vitesse, cherchant à traîner également un corps étranger.

-Qu'est-ce que l'épithélium respiratoire?

Cet épithélium est un tissu qui recouvre la surface, les cavités et les conduits des voies respiratoires, les humidifie et les protège.

Il agit comme une barrière contre les particules étrangères et les agents pathogènes, empêchant les infections et les dommages.

7. Infections respiratoires aiguës

-Quelles sont les infections respiratoires aiguës?

Ce sont des infections des voies respiratoires avec une évolution inférieure à 15 jours qui peuvent être transmises de personne à personne.

Ils peuvent être légers, modérés ou graves et constituent une cause majeure de décès dans le monde, principalement chez les enfants de moins de 5 ans et les adultes de plus de 65 ans.

-Quels sont les symptômes les plus courants d'une infection respiratoire aiguë?

Ses signes les plus fréquents sont la fièvre, la toux, la léthargie et des difficultés respiratoires. Maux de gorge, maux de tête, douleurs thoraciques et articulaires.

-Quelle est la principale complication que ces infections peuvent provoquer?

Dans les cas graves, ces infections peuvent générer une pneumonie, où un certain virus ou bactérie provoque une inflammation des poumons.

Cette maladie se caractérise par des symptômes tels que fièvre élevée, frissons, douleur thoracique sévère, toux et écoulement, et peut être fatale.

8. Virus respiratoires les plus courants

-Quels sont les virus respiratoires les plus courants?

La plupart des virus courants sont le virus respiratoire Sinci t ial, le R inoviru s, la grippe et de l'adénovirus.

- Quel est le virus respiratoire Sinci t ial?

C'est un virus qui provoque des infections pulmonaires et respiratoires, principalement chez les bébés, les jeunes enfants et les adultes plus âgés.

Ses symptômes varient en fonction de l'âge de l'infecté. En général, ils sont modérés et comprennent la toux, la congestion nasale et une faible fièvre.

Dans les cas plus graves, il peut y avoir des difficultés à respirer et une décoloration bleue en raison d'un manque d'oxygène.

-Qu'est-ce que le rhinovirus?

C'est un virus qui peut provoquer un rhume, une pharyngite, des otites et une sinusite. Dans quelques cas, également pneumonie et bronchiolite.

Le rhinovirus est l'un des agents pathogènes humains les plus courants et se transmet facilement d'une personne à l'autre.

-Qu'est-ce que la grippe?

C'est le virus de la grippe, qui attaque principalement le nez, la gorge et les poumons. Il est facilement contagieux et a une période d'incubation comprise entre 1 et 3 jours.

Ses symptômes sont similaires à ceux d'un rhume, bien qu'un peu plus soudains et soudains. Ceux-ci incluent un nez qui coule, des éternuements et un mal de gorge.

Ce virus disparaît généralement de lui-même, mais dans certains cas, il peut entraîner des complications plus graves.

-Quels sont les adénovirus?

Il s'agit d'un type de virus qui, en plus des voies respiratoires, peut infecter les membranes des yeux, des intestins, des voies urinaires et du système nerveux.

Ils provoquent de la fièvre, des rhumes, de la conjonctivite, de la diarrhée, de la bronchite et de la pneumonie, entre autres affections.

Les adénovirus attaquent les gens de tout âge, bien qu'ils soient plus courants chez les enfants.

9. Over - infections bactériennes

-Quelles sont les bactéries?

L que les bactéries sont des microorganismes unicellulaires qui se développent dans différents types d'environnements. La plupart d'entre eux ne sont pas nocifs et certains sont même essentiels pour le corps humain, comme ceux impliqués dans la digestion des aliments.

Cependant, environ 1% peut être nocif pour la santé et provoquer des maladies.

-Comment sont-ils différents des virus?

Les virus sont plus petits et ont besoin d'hôtes pour vivre s obrevivir parce qu'ils ne disposent pas de leurs propres mécanismes. L comme les bactéries, cependant, ont la capacité de se développer et de se reproduire.

Cependant, d'un point de vue médical, la principale différence est que les antibiotiques tuent souvent les bactéries mais sont inefficaces contre les virus.

-Qu'est-ce que la surinfection bactérienne?

C'est un concept utilisé en médecine pour les cas d'infection respiratoire virale auxquels s'ajoute une complication bactérienne.

Lorsque cela se produit, les bactéries facilitent la réplication du virus et vice versa, ce qui aggrave l'infection et peut même être mortel.

10. Complications respiratoires supérieures et inférieures

-Comment sont classées les infections respiratoires?

Ils sont classés comme hauts et bas, selon la zone touchée.

Haut obsédant de 1 comme fosse de la nasale est aux cordes vocales du larynx, à travers les sinus et l'oreille moyenne.

Les pertes, à leur tour, incluent celles qui affligent de la trachée et des bronches aux bronchioles et aux alvéoles.

-Quelles sont les complications respiratoires supérieures les plus courantes?

Les plus courants sont la rhinite (le rhume), la sinusite, la grippe, les otites, l'amygdalite, la pharyngite et la laryngite.

La grande majorité de ces infections sont bénignes et ont un début et une fin naturels après une certaine période de temps.

-Quelles sont les complications les plus courantes des voies respiratoires inférieures?

Dans ce cas, les plus courants sont la ronchiolite, la grippe et la pneumonie.

En général, les infections des voies respiratoires inférieures sont généralement plus graves que les infections des voies respiratoires supérieures.

Partie II Virologie, coronavirus et COVID -19

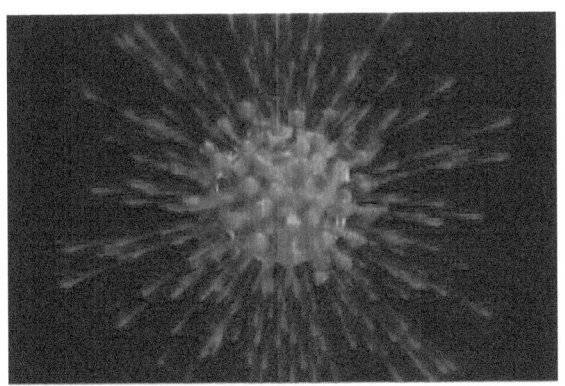

11. Types et caractéristiques des virus non respiratoires

-Docteur Mario, comment sont classées les infections virales?

Ces infections sont classées selon l'organe le plus touché par le virus. Par exemple, en plus des infections respiratoires, il existe, entre autres, des infections virales gastro-intestinales, hépatiques, neurologiques et cutanées.

-Que pouvez-vous nous dire sur les infections virales gastro-intestinales?

L à la gastro - entérite virale est généralement transmis par contact avec des personnes infectées ou des liquides contaminés aliments ou de manger. Ses signes les plus courants sont la diarrhée, les crampes d'estomac, les vomissements et la fièvre.

Parmi ces virus, le rotavirus affecte généralement les enfants; non rovirus aux enfants plus âgés et aux adultes; et astrovirus et adénovirus chez les nourrissons et les jeunes enfants.

-Et des infections virales du foie?

Parmi ces maladies, l'hépatite. A est transmis par voie fécale-orale; B à travers différents fluides corporels tels que le sang, le sperme et la salive; et C sexuellement ou par le sang.

De plus ou virus utres qui peut affecter au foie l sont cytomégalovirus, Epstein-Barr, la fièvre jaune et la rubéole.

-Comment sont les infections neurologiques virales?

Il s'agit d'un groupe variable d'infections qui affectent le système nerveux central et leurs causes peuvent être des agents infectieux de divers groupes viraux, ainsi que des bactéries et des champignons.

Dans les virus, il existe un groupe appelé arbovirus, car ils sont généralement transmis à l'homme par la piqûre d'arthropodes qui ingèrent du sang, tels que les moustiques et les tiques.

La plupart des cas d'encéphalite, qui impliquent une inflammation du cerveau due à une infection, sont viraux.

-Quels autres types de virus non respiratoires sont plus reconnus?

Entre autres, nous pouvons mentionner les herpèsvirus, qui provoquent la mononucléose, l'herpès froid et génital et la varicelle, entre autres maladies.

De plus, le papillomavirus humain du virus, ce qui provoque des lésions épithéliales telles que les verrues.

Les autres cas sont les virus de la rougeole et des oreillons et le VIH, qui est transmis sexuellement, par le sang ou le lait maternel, et cause le SIDA.

12. Grippe et virus plus agressifs pour l'arbre respiratoire

-Qu'est-ce que la grippe et quelle en est la cause?

La grippe est une infection respiratoire virale qui infecte le nez, la gorge et les poumons. Elle est causée par le virus de la grippe qui se transmet d'une personne à l'autre et se propage facilement.

Lorsqu'un patient tousse, éternue ou parle, il expulse de petites gouttes d'air qui peuvent tomber dans la bouche ou le nez des personnes à proximité.

De plus, il est également possible de s'infecter en touchant un objet ou une surface infectée par le virus, puis de passer cette main par la bouche, le nez ou les yeux.

-Quelles complications la grippe peut-elle entraîner?

Dans les cas graves, il peut entraîner une pneumonie (inflammation des poumons), une néphalite (inflammation du cerveau), une myocardite (inflammation du cœur), une éningite (inflammation des méninges) et des onvulsions.

-Quels sont les virus respiratoires les plus agressifs?

En plus de la grippe, parmi eux on peut citer la f iebre hémorragique Marburg virus, la É balle, hantavirus, la grippe aviaire, la grippe porcine (H1N1) et le coronavirus.

-Qu'est-ce que la fièvre hémorragique de Marburg?

C'est une maladie causée par l'un des virus les plus mortels, avec un taux de mortalité de 90 %. Il provoque une fièvre sévère, des maux de tête, des convulsions et des saignements de la muqueuse, de la peau et des organes internes. Pour le moment, il n'y a pas de vaccin pour le combattre.

- Qu'est-ce que le virus Éball?

C'est un virus similaire au précédent, qui provoque des hémorragies dans tout le corps, de la fièvre et des diarrhées. Son taux de mortalité est de 70% et à ce jour il n'y a pas non plus de vaccins.

-Qu'est-ce que l'hantavirus?

Est un groupe de virus qui se propagent par l'exposition aux excréments de rongeurs infectés. Ils provoquent de la fièvre et une insuffisance pulmonaire et rénale.

-Qu'est-ce que la grippe aviaire?

Il s'agit d'un type de grippe qui affecte principalement les oiseaux, mais peut également se propager à l'homme. Ses symptômes les plus courants sont une fièvre élevée, de la diarrhée, des vomissements, des douleurs abdominales et des saignements. Son taux de mortalité est de 70%.

-Qu'est-ce que la grippe porcine (H1N1)?

Il s'agit d'un type de grippe transmise par les porcs. Ses signes les plus courants sont la fièvre, les maux de tête, la toux, les nausées et les vomissements.

13. Coronavirus: types, leur forme et leur structure

-Quels sont les coronavirus?

Les coronavirus sont une grande famille de virus qui causent diverses conditions, d'un rhume à des maladies plus graves telles que le syndrome respiratoire du Moyen - Orient (MERS-CoV) et le syndrome respiratoire aigu sévère (SRAS-CoV).

Le SRAS-CoV-2, ce qui provoque la maladie COVID -19, est une nouvelle souche qui n'a pas été trouvée avant que chez l'homme.

- Combien de types de coronavirus existe-t-il?

Il existe un grand nombre de coronavirus qui provoquent des maladies respiratoires, gastro-intestinales, hépatiques et neurologiques chez les animaux.

Parmi ceux-ci, il n'y en a actuellement que 7 qui peuvent provoquer des maladies chez l'homme. Ils sont appelés HCovs (coronavirus humain).

-Quelles sont la forme et la structure des coronavirus?

Cette famille de virus s et le coronavirus appelé parce que lorsque vu à partir d'une des surfaces microscope à n - pointes en forme de couronne.

Sa structure est composée d'un boîtier renfermant un seul brin d'acide ribonucléique (ARN, le matériel génétique du virus), et une membrane lipidique ic à la glycoprotéine de projeter plusieurs protéines avec des difförents fonctions.

Parmi eux, la protéine S permet au virus de pénétrer dans les cellules, la protéine E est essentielle pour infecter les autres et la protéine N leur permet de cacher du matériel génétique.

14. Classification des coronavirus

-Quels sont les sept coronavirus qui affectent les humains?

Les quatre plus courants sont HCoV-229E, HCoV-OC43, HCoV-NL63 et HCoV-HKU1. Ce ne sont pas dangereux et se trouvent principalement dans les rhumes non mortels. S et estime que la plupart des gens ont développé des défenses contre eux et sont immunisés.

Parmi les trois autres, le premier à apparaître était un syndrome respiratoire aigu sévère (SRAS-CoV). Il est apparu en Chine en 2002 et a fait 800 morts, avec un décès de 9,6 %.

Le deuxième était le syndrome respiratoire du Moyen-Orient (MERS-CoV), qui a éclaté en 2012 et s'est propagé à 27 pays d'Asie, d'Europe, d'Afrique et d'Amérique du Nord. Il a été plus meurtrier que le précédent (34,5%) et a fait 850 morts.

Le troisième est le coronavirus SARS-CoV-2 actuel, qui a émergé en Chine fin 2019 et s'est propagé presque partout dans le monde. S ou le taux de mortalité est relativement faible par rapport aux deux autres, de entre 3 et 4 %, mais étant massif du péage est beaucoup plus élevé.

15. Coronavirus d'origine animale

-Quels sont les animaux qui transmettent les coronavirus?

Il existe de nombreux animaux sauvages qui sont des agents pathogènes et sont des transmetteurs possibles de maladies contagieuses. Parmi ceux que nous savons être les hôtes du coronavirus, il y a les chauves - souris, les civettes, les blaireaux, les rats en bambou et les chameaux sauvages.

-Comment les coronavirus sont-ils transmis des animaux aux humains?

En général, ce type de contagion se produit lorsque les humains envahissent les espaces où vivent les animaux sauvages et lorsqu'ils sont chassés pour être mangés ou vendus.

Certains animaux ont l'habitude de vivre avec certains virus. Le problème survient lorsque l'homme manipule ces animaux et que le virus mute pour se loger et survivre dans d'autres espèces.

Bien que l'animal à l'origine de l'épidémie actuelle de coronavirus ne soit toujours pas confirmé, les théories indiquent les chauves-souris. La transmission de ces animaux à l'homme aurait pu se produire après la mutation via un ou plusieurs hôtes intermédiaires.

-Pourquoi ces épidémies surviennent-elles généralement dans l'Est?

L'une des raisons est le grand nombre d'habitants que beaucoup de ces pays ont.

L'urbanisation rapide que connaissent ces régions, où vivent déjà près de 60 % de la population mondiale, les fait envahir les espaces où vivent les animaux sauvages. Cela force une plus grande proximité avec les populations animales humaines et domestiques, facilitant la contagion.

D'un autre côté, les habitudes alimentaires de ces pays, qui incluent les chauves-souris et les serpents parmi d'autres animaux sauvages, génèrent souvent ce type de développement, comme cela s'est déjà produit avec la grippe aviaire et porcine et avec les coronavirus.

- Nos animaux de compagnie peuvent-ils transmettre le coronavirus?

Jusqu'à présent, rien ne prouve que les animaux de compagnie, tels que les chiens ou les chats, peuvent transmettre ce type de virus.

16. Résistance dans différents environnements

- Combien de temps les coronavirus peuvent-ils vivre dans des environnements?

En général, cette classe de virus sont capables de survivre plusieurs heures sur des surfaces lisses et s i la température et l'humidité sont adecuad à s, ils peuvent durer des jours même.

Cependant, il est possible de les laisser rapidement inactifs en utilisant des désinfectants courants ou en les exposant à des températures plus élevées.

-Quand le nouveau coronavirus dure-t-il dans l'air?

Le nouveau coronavirus serait capable de survivre dans l'air pendant au moins 30 minutes.

- Quelle est votre survie du nouveau coronavirus dans d'autres environnements?

Bien qu'il est encore des données concluantes pas, une étude menée en Chine indique que e temps de survie de 1 des nouveaux coronavirus à différentes températures ambiantes est la suivante:

- Air à 10-15 °C: 4 heures.

-Gouttes de toux à 25 °C: 24 heures.

- Mains à 20-30 °C: moins de 5 minutes.

- Vêtements à 10-15 °C: moins de 8 heures.

- Bois à 10-15 °C: 48 heures.

- Acier inoxydable à 10-15 °C: 24 heures.

17. Différences entre COVID -19 et les coronavirus précédents

-Quelles sont les différences entre le nouveau coronavirus et les précédents?

Comme je l'ai déjà dit, bien que la COVID-19 est moins mortelle, il est beaucoup plus infectieux, ce qui provoque la propagation rapide.

Concernant la période d'incubation (le temps entre l'infection et l'apparition des symptômes de la maladie), celle du nouveau virus est comprise entre 2 et 14 jours, tandis que celle du SRAS est comprise entre 2 à 7 jours et la MERS 6 jours.

18. Virulence du SRAS-CoV-2

- Dans quelle mesure le nouveau coronavirus est-il contagieux et virulent?

Pour mesurer sa virulence devrait considérer à la fois la contagiosité et sa létalité. Le SRAS-CoV-2 est ys hautement infectieux ou taux leta lité est compris entre 3 et 4 pour cent. Cela signifie qu'elle est presque deux fois plus contagieuse que la grippe et que sa mortalité, bien que inférieure à celle de la grippe, s'accumule rapidement.

Cependant, il est moins mortel que les coronavirus précédents: le taux de létalité pour le SRAS est de 9,6% et pour le MERS de 34,5%.

-Quelle est la différence entre épidémie et pandémie?

L'épidémie est une maladie qui se propage pendant un certain temps dans uncertainpays,affectantsimultanément un grand nombre de personnes.

Cela devient une pandémie lorsque la maladie se propage à de nombreux pays ou attaque presque tous les individus d'une localité ou d'une région.

-Pourquoi ce virus est-il devenu une pandémie?

En raison des mutations antigéniques subies par le virus, les humains n'ont pas d'immunité contre cette souche.

Ceci, en plus du fait qu'il existe plusieurs voies de transmission, a provoqué la propagation du COVID -19 dans presque le monde entier, affectant un nombre important de personnes.

19. Immunité l à COVID -19

-Les humains peuvent-ils développer une immunité contre le nouveau coronavirus?

Il est encore trop tôt pour répondre. À l'heure actuelle, il n'existe aucune donnée scientifique déterminante sur la durée des anticorps immunitaires protecteurs générés chez les patients atteints de la maladie et guéris.

Cependant, ces patients peuvent être protégés contre de futures infections.

- Ces personnes récupérées seraient immunisées contre le virus toute leur vie?

En général, les anticorps se produisent de protection deux semaines après l'infection et peuvent durer plusieurs semaines ou même plusieurs années dans le corps, ce qui empêche la réinfection.

Par exemple, les anticorps dirigés contre la rougeole offrent une immunité à vie. Pendant ce temps, ceux créés contre les coronavirus qui provoquent un rhume durent entre un et trois ans.

-Comment était l'immunité dans les cas de SRAS et de MERS?

La plupart des personnes infectées par le SRAS ont développé une immunité à long terme, allant de huit à dix ans. Dans le cas du MERS, il était beaucoup plus court. Il est estimé que l'immunité 1 à COVID -19 pourrait être d'au moins 1 à 2 ans, bien qu'il n'y ait pas de données concrètes à respecter.

-Quels avantages pourraient générer qui sont immunisés contre le virus?

Les personnes immunisées peuvent aider à soigner les personnes gravement malades jusqu'à la sortie d'un vaccin. De plus, leurs anticorps pourraient être fournis aux patients dans le besoin en utilisant du sérum sanguin.

D'un autre côté, l'augmentation de l'immunité est également la façon dont la pandémie est vaincue, car comme il y a moins de personnes à infecter, le virus perd de sa force et même les publics vulnérables sont moins exposés à la contagion.

Partie III. Risques et transmission entre humains

20. Caractéristiques épidémiologiques

Docteur Mario, quelles sont les étapes épidémiologiques de l à COVID -19?

Le nouveau coronavirus a traversé quatre étapes depuis sa création: d'abord il a commencé comme une épidémie locale, puis il a continué avec une transmission communautaire, et il a continué avec une contagion généralisée, qui s'est transformée d'abord en épidémie et enfin en pandémie.

-Comment s'est déroulé le développement de ces étapes?

Dans le cas de la Chine, où le foyer est apparu, la scène locale s'est produite principalement sur le marché de Wuhan, où des fruits de mer, des poulpes, des serpents, des chauves - souris et des blaireaux, entre autres animaux, ont été vendus.

Ensuite, la diffusion communautaire a attaqué toute la ville de Wuhan, par contact direct de personne à personne.

Enfin, la diffusion s'est poursuivie rapidement dans tout le pays puis s'est étendue au reste du monde.

-Comment était la dynamique de transmission dans le cas chinois?

Dans l'étape initiales de la période d'incubation moyenne du virus était de 5, 2 jours s. Parallèlement, le nombre de personnes infectées a doublé tous les 7,4 jours et l'intervalle de temps de transmission d'une personne à l'autre était de 7, 5 jours.

Il est estimé que chaque patient infect ou à entre 2, 2 et 3, 8 personnes en moyenne. Concernant l'âge des personnes concernées, 87% étaient des personnes âgées de 30 à 79 ans.

Sur le total des cas, 81% étaient bénins, 14% graves et 5% critiques.

-Quel était le délai moyen entre le début de la maladie et l'hospitalisation?

Dans les cas bénins l'intervalle était de 5, 8 jours.

Dans les cas graves, l'intervalle jusqu'à l'hospitalisation était de 7 jours et de 8 jours jusqu'au diagnostic.

Enfin, pour les cas de mortalité, l'intervalle jusqu'au diagnostic était de 9 jours et 9,5 jours jusqu'au décès.

- Combien de temps dure l'infection par ce virus?

La durée de la maladie varie d'une personne à l'autre. Les symptômes bénins chez une personne en bonne santé peuvent disparaître d'eux-mêmes en quelques jours, généralement environ une semaine, comme dans le cas de la grippe.

En revanche, le rétablissement d'un patient souffrant d'autres problèmes de santé peut prendre des semaines et, dans les cas graves, peut mettre la vie en danger.

21. Itinéraires de transmission les plus courants

- Comment se propage la COVID -19?

Cette maladie se propage par contact direct ou avec des sécrétions de personnes infectées, telles que des toux ou un éternuement.

Également en touchant un objet ou une surface infectée par le virus, puis en passant vos mains dans votre bouche, vos yeux ou votre nez avant de les laver correctement.

Dans tous les cas, les voies de propagation sont toujours à l'étude.

-La maladie peut-elle être transmise par voie aérienne?

Les études menées à ce jour indiquent que ce virus se transmet principalement par contact avec la goutte respiratoire plutôt que par voie aérienne.

Cependant, il y a des rapports confirmant que la propagation du virus dans l'air est plus soutenue que ce qui est considéré au début du Pand EMIA.

-Est-il possible de contracter cette maladie au contact d'une personne qui ne présente aucun symptôme?

Un inhalée est obtenu un s expulsé par la toux ou les éternuements quelqu'un principale source d'infection, le risque de contracter la maladie de quelqu'un qui est pas présent à des signes est faible.

Cependant, de nombreuses personnes atteintes de COVID - 19 ne présentent que n symptômes bénins. Ainsi, il est possible d'obtenir le virus de quelqu'un qui par exemple a seulement une légère toux et non de courte durée admissible et malade.

-Est-il possible de propager cette maladie par contact avec les excréments d'une personne malade?

Bien que les premières investigations montrent que dans certains cas le virus peut être présent dans les fèces des personnes infectées, le risque de contagion semble faible.

Cependant, bien qu'il y ait peu de chance, il est recommandé de l avarse fréquemment les mains après être allé aux toilettes et avant de manger.

-La maladie peut-elle être transmise de la mère à l'enfant?

Les premières études indiquent qu'il n'y a pas de transmission verticale avant, pendant et après l'accouchement de la mère infectée à la progéniture. En tout cas, l'enquête se poursuit.

-Est-il sécuritaire de serrer la main d'une personne infectée? Je veux dire.

Non. Les virus respiratoires peuvent être transmises aux mains de secouer et puis toucher vos yeux, le nez et la bouche.

Il est plus sûr d'éviter Phys de contact ico à l'accueil ou faire un geste, une inclinaison de la tête ou un arc. Je veux dire.

-Est-ce que les gants en caoutchouc aident à prévenir l'infection par le virus? Je veux dire.

Non. Le fait de les utiliser n'empêche pas la contagion car si la personne touche son visage avec le gant, le virus peut se transmettre de la même manière qu'avec la main.

- Puis - je obtenir l à COVID -19 pour une transfusion sanguine?

Pour le moment, rien ne prouve que ce coronavirus puisse être transmis par transfusion sanguine.

22. Transmission par gouttes d'air

-Comment se passe la transmission par gouttes?

Les gouttelettes sont de petites particules sphéroïdales contenant de l'eau, avec un diamètre de 5 micro mètres. Les respiratoires sont générés principalement en toussant, en éternuant ou en parlant.

Ces gouttes sont projetées à un ou deux mètres de la personne qui les émet et peuvent infecter une personne qui se trouve à proximité et les inhale.

En raison de leur taille et de leur poids, les gouttelettes ne restent pas longtemps en suspension dans l'air et tombent rapidement au sol.

-Quelles autres maladies sont transmises par les gouttes respiratoires?

En plus de la COVID-19, entre autres virus transmis de cette manière qu'ils comprennent la grippe, coronavirus du SRAS, l'adénovirus, le rhinovirus, le mycoplasme, le groupe streptocoque et le méningocoque.

-Dans quelles autres circonstances des gouttes respiratoires peuvent-elles être générées?

Ces gouttes peuvent également être générées pendant les procédures invasives des voies respiratoires, telles que l'aspiration ou la bronchoscopie, l'intubation trachéale, la réanimation pulmonaire et les mouvements stimulant la toux, tels que les changements de position dans le lit ou les tapotements sur le dos.

-Comment est la transmission par air?

Ce type de contagion est appelé transmission par aérosol. Les aérosols sont des suspensions de petites particules ou des gouttelettes de m ènes 5 micro mètres pathogènes contenant de diamètre.

À l'heure actuelle l'Organisation mondiale de la Santé a dit qu'il n'y a pas suffisamment de preuves pour suggérer que la COVID -19 est transmise par voie aérienne, sauf dans certains contextes médicaux, comme lorsque intubé à un patient infecté.

Cependant ertains scientifiques affirment qu'il est la preuve est qu'il préliminaire est que ce pourrait être ce type d'infection. Par conséquent, il est recommandé de prendre des précautions, telles que l'augmentation de la ventilation des pièces, afin de réduire les risques.

23. Transmission par contact indirect

-Comment est la transmission par contact indirect?

Ce type de transmission se produit lorsque les gouttes qui contiennent le virus se déposent à la surface d'un objet, comme un téléphone portable ou lorsque nous passons une échelle.

Si une personne touche ces objets et passe ensuite sa main dans sa bouche, ses yeux ou son nez, elle peut être infectée.

- Combien de temps ce virus survit-il en surface?

Pour le moment, cela n'est pas connu avec certitude. En général, cette classe de virus sont capables de survivre plusieurs heures sur des surfaces lisses et s i la température et l'humidité sont adecuad à s, ils peuvent durer des jours même.

Cependant, il est possible de les laisser rapidement inactifs en utilisant des désinfectants courants ou en les exposant à des températures plus élevées.

-Est-il sûr de recevoir un colis d'une zone où des cas de COVID ont été signalés -19?

Oui, la probabilité de contracter le virus par contact avec un colis qui a été manipulé, transporté et exposé à différentes conditions et températures est très faible.

-Quelles mesures de protection peut-on prendre pour éviter ce type d'infection?

Il est essentiel de se laver les mains fréquemment avec du savon s et de l'eau ou un désinfectant à base d'alcool. Évitez également de toucher vos yeux, votre nez et votre bouche.

D'autre part, il est également important de désinfecter les objets et les surfaces du quotidien avec des sprays de nettoyage.

24. Risques de contacts plus étroits

- Qu'entend-on par contact étroit?

Les contacts étroits sont tous ceux qui ont une relation avec un patient infecté ou suspect.

Cela inclut par exemple tous ceux qui vivent, étudient ou travaillent avec cette personne et également ceux qui ont partagé le même transport ou ascenseur.

-Que se passe-t-il dans le cas d'un patient hospitalisé?

Dans ce cas, des contacts étroits avec les médecins, le personnel hospitalier, la famille ou les amis qui ont été avec le patient sans prendre de mesures de protection efficaces pendant son séjour au centre médical sont envisagés.

Aussi aux autres patients et à leurs compagnons qui partagent la même chambre avec les personnes infectées.

25. Observation médicale aux contacts pendant 14 jours

-Pourquoi les contacts étroits devraient-ils subir une quarantaine de 14 jours?

La période d'incubation (le temps entre l'infection et l'apparition des symptômes de la maladie) du nouveau virus est comprise entre 2 et 14 jours.

Par conséquent, il est important de protéger et de surveiller les contacts étroits pour détecter s'ils sont infectés et en même temps les empêcher de transmettre la maladie à davantage de personnes.

- Qu'est-ce qui est évité avec cette mesure?

Ces personnes peuvent ne présenter aucun symptôme pendant plusieurs jours après avoir été infectées. Cela ne signifie pas qu'ils semblent complètement sains, mais transmettent sans le savoir la maladie à d'autres.

Avec la quarantaine, cette contagion possible est évitée. Par conséquent, il est important que les gens n'attendent pas que les signes de la maladie apparaissent pour s'isoler.

26. Couper la chaîne de transmission

-Qu'est-ce que la distanciation sociale?

La distanciation sociale est une mesure que les responsables de la santé publique recommandent pour réduire la propagation d'une maladie transmise de personne à personne.

C poule infectée par le virus sont conservés Mettez loin ou est des autres, ne peut pas infecter tout le monde. De cette façon, il y a moins de malades en même temps.

-À quoi sert la distanciation sociale?

Cette mesure sert à réduire le potentiel de transmission de maladies. Si cela est fait correctement et à grande échelle, la distance sociale rompt ou diminue la chaîne de contagion.

Cela aide à protéger les publics vulnérables et réduit le fardeau des soins dans les hôpitaux, évitant l'effondrement du système de santé.

-Qu'est-ce que la distance sociale implique?

Ce concept implique de laisser une distance de plus de deux mètres avec d'autres personnes; et évitez les foules, les rassemblements de masse et les réunions de famille et d'amis à l'intérieur.

Évitez également de serrer la main, d'étreindre ou d'embrasser d'autres personnes; et ne pas rendre visite aux personnes vulnérables, telles que celles des maisons de retraite ou des hôpitaux, les bébés ou les personnes dont le système immunitaire est affaibli.

Dans les zones irriguées, tout le monde doit rester à la maison autant que possible pour éviter la propagation du virus.

-Quelles mesures massives sont prises dans les communautés affectées pour faciliter la distanciation sociale?

Des quarantaines générales sont décrétées dans de nombreuses communautés touchées ou à risque. Cela comprend la fermeture d'usines non essentielles, de bureaux, de banques, d'écoles, de théâtres, de cinémas, de centres commerciaux, de restaurants, de gymnases et de magasins, et la suspension de spectacles et d'événements sportifs, culturels et sociaux.

Certains pays ont également fermé leurs frontières et interdisent aux citoyens de sortir sans justification.

27. Les groupes à risque plus sensibles à la contagion

-Y a-t-il des gens qui sont plus à risque de l'obtenir que les autres?

Pour l'être une nouvelle souche du virus qui n'a pas été trouvé plus tôt dans l'être est l'homme s, nous sommes tous sensibles à pour ne pas avoir l'immunité .

S'il est exposé au virus, n'importe qui peut être infecté, qu'il ait ou non une fonction immunitaire normale.

Par exemple, les enfants sont autant à risque de contracter la maladie que les adultes. Cependant, en général, les symptômes y sont plus légers que chez les personnes âgées.

- Y a-t-il des personnes qui présentent plus de risques si elles sont infectées?

Oui, les personnes de plus de 60 ans, celles qui souffrent de maladies respiratoires ou cardiovasculaires et celles qui souffrent de maladies comme le diabète sont plus à risque d'infection.

De plus, chez les personnes dont la fonction immunitaire est médiocre, comme les personnes âgées, les femmes enceintes ou les personnes atteintes de dysfonctionnement hépatique ou rénal, la maladie progresse relativement rapidement et les symptômes sont plus graves.

Partie IV Cas, clinique et complications possibles

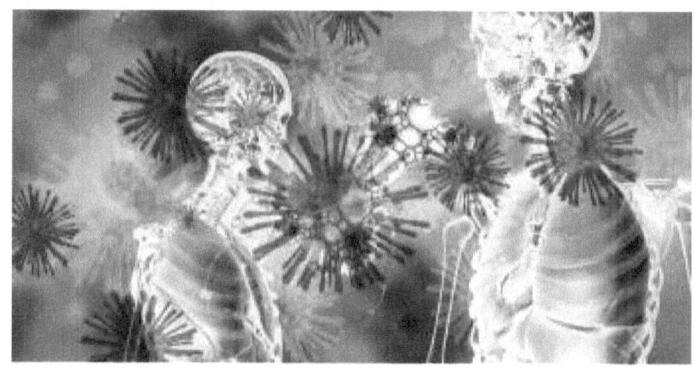

28. Cas subcliniques

Docteur Mario, Cż chapeau sont les manifestations cliniques de l à COVID -19?

En général, la première chose qui apparaît chez ces patients est la fièvre, bien que certains n'aient que des frissons et des symptômes respiratoires.

Cela peut s'accompagner d'essoufflement, de toux sèche, de fatigue et de diarrhée, entre autres symptômes. Pendant ce temps, le nez qui coule et les mucosités sont rares.

D'un autre côté, les radiographies pulmonaires montrent les caractéristiques de la pneumonie virale et pendant le stade initial de la maladie, le nombre de globules blancs est normal ou inférieur à la normale, tandis que le nombre de lymphocytes peut diminuer.

-Dans quels pourcentages ces symptômes apparaissent-ils au début de l'infection?

La fièvre apparaît dans 88% des cas. Alors que la toux sèche survient dans 67%, la fatigue dans 38%, la difficulté à respirer dans 19% et la douleur musculaire dans 15%.

-Comment évolue généralement la maladie?

La plupart des patients ont un bon pronostic et les symptômes disparaissent en quelques jours.

Dans d'autres, cependant, le rétablissement peut prendre plusieurs semaines et devenir critique, voire mortel.

29. Cas suspects

-Quel est considéré comme un cas suspect de COVID -19?

Alors que toutes les personnes sont sensibles et étoiles infectées, trois cas sont considérés comme très sospech ours s:

Un patient présentant une infection respiratoire aiguë qui a un début soudain de fièvre, de toux ou de difficulté à respirer, sans autre cause explicative, et avec des antécédents de voyage ou de résidence dans une région signalant une transmission locale ou communautaire de la maladie au cours des dernières années 14 jours.

Un patient atteint d'une maladie respiratoire aiguë qui a été en contact étroit avec un cas confirmé ou probable de COVID -19 au cours des 14 derniers jours précédant l'apparition des symptômes.

Un patient présentant une infection respiratoire aiguë avec fièvre, toux ou essoufflement nécessitant une hospitalisation sans autre cause pour expliquer ce tableau clinique.

-Quel est considéré comme un cas probable de COVID -19?

Tout cas suspect de COVID -19 dans lequel les tests de laboratoire n'étaient pas concluants est qualifié de probable.

30. Cas confirmés

- Qu'est-ce qui est considéré comme un cas confirmé de COVID -19?

De cette façon, toute personneayantuneconfirmation positive en laboratoire du virus est prise en compte, quels que soient les signes ou symptômes cliniques qu'ils présentent.

-Et les cas jetés?

Ce sont des cas suspects dans lesquels les tests de laboratoire pour détecter le virus ont été négatifs.

31. Symptômes les plus courants de la maladie

- Quels sont les symptômes les plus courants de l à COVID -19?

Comme nous en avons discuté, les signes les plus courants sont la fièvre, la toux, le mal de gorge ou les maux de tête, l'essoufflement ou la difficulté à respirer, les frissons et l'inconfort général.

Il peut également y avoir un nez qui coule et un flegme, bien qu'ils soient rares dans ces cas.

-Quelle est la gravité de ces symptômes?

La gravité peut varier de légère à sévère. D'autres, en revanche, peuvent avoir le virus et ne montrer aucun signe.

Sur le total des personnes infectées, environ 80% se remettent de la maladie sans nécessiter de traitement spécial.

Dans le reste des cas, environ 15% sont graves et 5% ou critiques.

32. Signes cliniques à rechercher

-Quels signes cliniques peuvent indiquer la présence de ce virus?

Chez ces patients, la quantité de plaquettes en circulation dans la circulation sanguine (thrombocytopénie) est fréquente, ce qui est considéré comme un mauvais signe.

De son côté, le nombre de leucocytes dans le sang ne fournit pas d'informations précises sur cette maladie. Des cas de leucopénie (inférieure à la normale) et de leucocytose (augmentation du nombre) ont été rapportés.

Quant au nombre de lymphocytes, sa diminution est plus fréquente et apparaît généralement chez 80% des patients.

-Quels marqueurs inflammatoires sont courants chez ces patients?

Le niveau de procalcitonine dans le sang est généralement normal au début de la maladie mais augmente chez les patients nécessitant des soins intensifs.

Dans les cas graves, le D-dimère est également élevé.

D'autre part, la protéine C- réactive (CRP) et le taux de sédimentation globulaire augmentent également dans la majorité des personnes infectées, alors que dans certains cas, ils ont des enzymes hépatiques, des enzymes musculaires et de la myoglobine élevées.

33. Essais de laboratoire importants s

- Comment est - il diagnostiqué l à COVID -19?

Des tests en laboratoire d'échantillonsdesvoiesrespiratoiressupérieures (salive et liquide nasal) et inférieurs (substances de la gorge et des bronches) sont nécessaires pour confirmer cette maladie.

Une analyse de la coagulation sanguine, une autre analyse biochimique et une numération sanguine sont également généralement effectuées, ainsi que des tests d'anticorps et l'isolement du virus qui permettent de l'identifier et d'exclure d'autres maladies.

- En quoi consiste le test PCR?

Ce test est connu sous le nom de PCR pour leurs peuplements pour la réaction en chaîne par polymérase. Il permet de vérifier s'il y a dans les cellules d'une personne des fragments du matériel génétique d'un certain pathogène ou d'un micro-organisme causant une maladie.

Dans le cas de l à COVID -19 elle cherche la présence d'une molécule d'acide ribonucléique (ARN, le matériel génétique du virus). S'il apparaît, cela signifie que le patient est infecté.

-Quels sont les avantages et les inconvénients de cette méthode?

Le test PCR a l'avantage d'être très spécifique, car il permet de différencier deux pathogènes très similaires. Il est également très efficace, car il peut détecter le virus aux premiers stades de l'infection.

Au contraire, son inconvénient est que les résultats mettent quelques heures à sortir, ce qui peut être un problème en cas d'urgence.

-Comment ce test est-il effectué?

Pour faire cette étude, vous devez d'abord obtenir un échantillon de cellules du patient. Pour ce faire, un écouvillon est inséré dans les deux narines ou au fond de la gorge et est frotté à plusieurs reprises sur la muqueuse.

Ce processus est indolore bien qu'il puisse provoquer un léger inconfort.

-Quels sont les tests rapides de coronavirus?

Ce sont des tests qui utilisent des échantillons de sang pour détecter les anticorps produits contre la maladie, ou des échantillons respiratoires pour rechercherdesprotéinesvirales.

Contrairement à la PCR, ces tests sont utiles à partir du cinquième jour d'infection. Ils ont également l'inconvénient de ne pas être aussi efficaces et spécifiques.

-Comment le test rapide est-il effectué?

Dans ce cas, l'échantillon est placé dans un test réactif avec un liquide, ce qui provoque la détection des anticorps.

Sur les bandelettes, quelques bandes apparaissent avec le résultat, comme dans les tests de grossesse.

- Combien de temps faut-il pour obtenir les résultats de ces tests?

En général, le test PCR dure entre 4 heures et 6 heures, mais en raison de la forte demande résultant de la pandémie, l'attente peut durer jusqu'à deux jours.

De son côté, des tests rapides permettent d'obtenir des résultats en 15 minutes.

-Les tests sont-ils efficaces à cent pour cent?

Non. Les tests peuvent échouer, même s'ils devraient avoir une fiabilité supérieure à 80%.

-Que recommande-t-on de faire avec les résultats?

S'il est positif, un deuxième test dirigé sur un gène SARS-CoV-2 différent est conseillé pour confirmer.

En cas de suspicion négative mais persistante de la maladie, il est recommandé de prélever de nouveaux échantillons sur d'autres sites des voies respiratoires.

-Qui devrait subir ces études?

Les personnes répertoriées comme cas suspects devraient subir ces examens pour enquêter sur la présence du SRAS-CoV-2 et d'autres pathogènes respiratoires.

Cependant, en raison de la croissance de la pandémie, il est de plus en plus recommandé que plus de personnes subissent ces tests. Par exemple, la santé et d'autres services essentiels, et les personnes particulièrement vulnérables, c omo les personnes âgées dans les maisons de soins infirmiers, mais pas grave.

-Quels contrôles sont généralement effectués sur les personnes arrivant de régions qui signalent une transmission locale ou communautaire de la maladie?

Les personnes qui arrivent des zones touchées font généralement contrôler la température dans les aéroports avec des caméras thermiques et des thermomètres numériques pour détecter d'éventuels cas de coronavirus.

Il est également courant qu'ils répondent à un questionnaire et, en cas de suspicion, subissent une évaluation ou les transfèrent à l'hôpital pour des tests.

34. Radiographies et tomographie thoracique

-Quels sont les résultats des radiographies thoraciques chez les patients atteints de COVID -19?

Dans les premiers stades, ces études montrent de multiples petites ombres irrégulières et des changements interstitiels, en particulier dans le tiers périphérique de la poitrine, qui évoluent ensuite vers des opacités bilatérales en verre dépoli et des infiltrats pulmonaires.

Dans les cas graves, ils voient consolidations pulmonaires et même «blanchiment» des poumons.

Les épanchements pleuraux sont rares.

-Comment sont les résultats destomodensitogrammesthoraciques chez les patients atteints de COVID -19?

Chez ces patients, le virus se manifeste par des images bilatérales en verre dépoli et des opacités pulmonaires consolidées.

Les opacités nodulaires, le modèle de pavage fou et une distribution périphérique de la condition peuvent être des caractéristiques utiles supplémentaires dans le diagnostic précoce.

En revanche, la cavitation pulmonaire, les nodules pulmonaires discrets, les épanchements pleuraux et la lymphadénopathie sont généralement absents chez ces patients.

À leur tour, les images de suivi montrent une progression légère ou modérée de la maladie, qui se manifeste par l'augmentation de l'étendue et de la densité des opacités de l'espace aérien.

- Estos études servent à diagnostiquer l à COVID -19?

L'utilisation de radiographies pulmonaires ou de tomodensitométrie n'est pas recommandée pour diagnostiquer cette maladie, car ses résultats ne sont pas spécifiques à ce virus. Par exemple, un patient peut présenter la grippe des résultats semblables à celle de la COVID-19.

À son tour, l'absence de résultats anormaux sur la tomodensitométrie initiale n'exclut pas la présence d'une infection par ce virus. Cela peut être dû au fait qu'il faut plusieurs jours d'incubation pour que l'infection provoque des examens anormaux.

En tout état de cause, bien que les informations fournies par ces études ne soient pas concluantes, elles fournissent un indicateur intéressant à prendre en compte pour accélérer le diagnostic, initier le traitement et isoler les patients en cas de besoin.

35. Complications légères

-Quelles sont les complications mineures subies par les personnes infectées par ce virus?

En plus de la fièvre, de la toux, de l'essoufflement et de la fatigue, les personnes infectées peuvent souffrir de maux de tête, de maux de gorge, de congestion nasale et de symptômes gastro-intestinaux tels que diarrhée, nausées et vomissements.

De nombreux patients atteints de COVID -19 souffrent de troubles digestifs avant même les signes respiratoires.

36. Complications graves

-Quelles sont les complications graves subies par les personnes infectées par ce virus?

Dans les cas graves, de nombreux patients souffrent de pneumonie (inflammation des poumons), de syndrome de détresse respiratoire aiguë, de choc septique, d'acidose métabolique irréversible et de troubles hémorragiques.

La bronchite et l'insuffisance rénale ou d'autres organes sont également fréquentes dans ce groupe.

-Qui souffrent généralement de ces complications graves?

En général, les patients présentant ce type de complications sont des personnes de plus de 60 ans et des personnes dont la fonction immunitaire est médiocre.

Aussi ceux ayant une maladie respiratoire ou cardiovasculaire, le diabète, dis la fonction hépatique ou rénale, l'hypertension artérielle et certains cancers.

-Les patients récupérés ont-ils des séquelles pulmonaires?

Bien qu'il soit encore trop prématuré pour tirer des conclusions parce que la maladie est très récente, des cas ont été détectés dans lesquels le poumon est laissé avec un certain type de fibrose.

Cela dépend également de l'état de l'organe avant la maladie.

37. Autres complications

-Quelles sont les autres complications que je peux causer au COVID -19?

Cette situation peut également causer des dommages cardiaques, même chez les patients qui n'ont pas n conditions ci - dessus dans le coeur.

Le COVID -19 peut provoquer des syndromes coronaires et aiguës troubles du rythme survenue ou exacerbation d'insuffisance cardiaque.

-Quelles sont les causes de cette maladie dans le système cardiovasculaire?

Le virus produit une grande inflammation qui provoque la formation du caillot de sang. Cependant, contrairement à la course habituelle, la thrombose qui provoque la COVID -19 se produit dans les très petites artères, microcirculation, qui ne peut pas obtenir le cathéter pour l'angioplastie.

Cela aggrave considérablement le tableau, car ils ne peuvent pas être découverts.

Partie V. Pneumonie communautaire

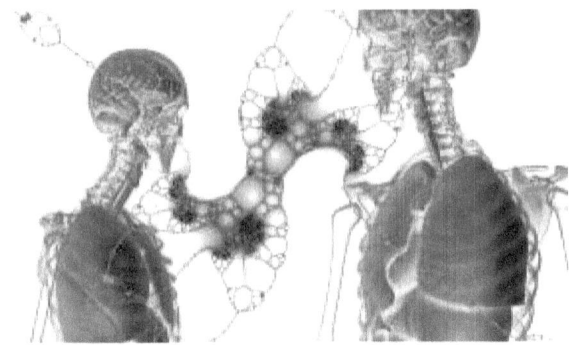

38. Concepts

-Docteur Mario, qu'est-ce qu'une pneumonie communautaire?

La pneumonie est une infection respiratoire dans laquelle les sacs aériens d'un ou des deux poumons s'enflamment.

Le terme communauté acquise est contracté en dehors des hôpitaux et autres institutions dédiées aux soins de santé.

-Quels sont les principaux symptômes de la pneumonie?

Les signes sont les plus courants d odeur dans la poitrine, t vous avec expectoration, fatigue, fièvre élevée ou basse, frissons, essoufflement, transpiration excessive, perte d'appétit, des nausées, des vomissements et la diarrhée.

Ces symptômes peuvent varier de modérés à sévères, selon le type de germe et l'état de santé général du patient.

39. Différence avec la pneumonie nosocomiale

-Qu'est-ce que la pneumonie nosocomiale?

C'est celui qui est acquis dans un hôpital ou d'autres institutions dédiées aux soins de santé.

Ce type de pneumonie est généralement plus grave, car les microbes qui la provoquent sont plus résistants aux antibiotiques que ceux trouvés dans la communauté.

De plus, parce que les patients qui en sont atteints sont déjà malades, ils ne peuvent pas les combattre correctement.

-Qui sont plus à risque de contracter ce type de pneumonie?

Les patients qui trouvent des respirateurs dans les unités de soins intensifs sont plus à risque de contracter cette condition.

De plus, il peut être transmis par les agents de santé, qui peuvent transmettre des microbes d'un patient à un autre à partir de leur corps, de leurs vêtements ou de leurs instruments. Il est donc de la plus haute importance qu'ils se lavent les mains et prennent des mesures de sécurité et d'hygiène pour empêcher la propagation des germes dans l'hôpital.

De même, les personnes qui rendent visite à leurs proches dans les centres de santé devraient également prendre des mesures pour empêcher la propagation.

40. Critères diagnostiques

-Quels tests sont effectués pour confirmer la pneumonie?

En cas de suspicion le médecin va vérifier les poumons avec un stéthoscope à la recherche de craquements ou des bruits de respiration anormale. De plus, vous commanderez sûrement une radiographie pulmonaire ou une tomodensitométrie.

D'autres tests courants sont les gaz sanguins artériels, pour voir si suffisamment d'oxygène atteint le sang des poumons; le test des expectorations, dans lequel des échantillons sont prélevés sur l'organe à la recherche de microbes; et un test sanguin, pour vérifier le nombre de globules blancs et confirmer l'infection.

Le médecin peut également ordonner une bronchoscopie, dans laquelle une sonde à tube flexible est abaissée dans les poumons; ou une thoracentèse, qui tire du liquide de la cavité pleurale.

- Quels sont les critères diagnostiques?

Les critères diagnostiques incluent le fait d'avoir commencé dans la communauté et la présence des symptômes décrits ci-dessus.

Aussi que le nombre de leucocytes (globules blancs) est supérieur à 10x10 / L ou inférieur à 4x10 / L, avec ou sans déplacement à gauche du noyau des neutrophiles.

En revanche, l'examen radiographique doit révéler des infiltrats irréguliers, une consolidation lobaire segmentaire ou des modifications interstitielles avec ou sans épanchement pleural.

Enfin, d'autres maladies non infectieuses doivent être exclues.

41. Bactéries pathogènes causales

-Comment se propage la pneumonie acquise dans la communauté?

Le moyen le plus courant est d'utiliser des bactéries, des virus et des champignons qui sont dans l'air ou qui sont transmis par des gouttelettes émises par des personnes infectées lorsqu'elles toussent ou éternuent.

Le corps empêche généralement les germes d'endommager les poumons, mais ils sont parfois plus puissants que le système immunitaire.

-Quelles sont les bactéries et champignons pathogènes les plus courants à l'origine de cette maladie?

Les bactéries sont la cause fréquente de pneumonie chez les adultes. La plus courante est celle causée par les streptocoques.

D'autres agents pathogènes bactériens comprennent *Mycoplasma, Chlamydia, Klebsiella pneumoniae, Escherichia coli, Staphylococcus aureus, Pseudomonas aeruginosa et Acinetobacter baumannii.*

En revanche, la pneumonie fongique est plus fréquente chez les personnes ayant des problèmes de santé chroniques ou un système immunitaire affaibli. Ceux - ci se trouvent dans le sol ou dans les excréments d'oiseaux et peuvent varier en fonction de l'emplacement géographique.

- En quoi consiste le traitement de la pneumonie bactérienne?

La pneumonie bactérienne est traitée avec des antibiotiques. De plus, le médecin peut prescrire des médicaments contre la toux, des réducteurs de fièvre et des analgésiques.

En règle générale, les personnes atteintes de pneumonie communautaire peuvent traiter leur maladie à domicile.

En cas d'hospitalisation, le patient recevra des liquides et des antibiotiques par voie intraveineuse, ou une oxygénothérapie et éventuellement des traitements respiratoires.

42. Facteurs de risque et prévention

-Quels sont les facteurs qui augmentent les risques de contracter une pneumonie?

Nous pouvons tous souffrir de pneumonie, mais la maladie est plus risquée chez les enfants de moins de 2 ans et les adultes de plus de 65 ans.

Parmi les facteurs qui augmentent les chances d'obtenir ce sont le poumon chronique ou d'une maladie cardiaque, la cirrhose du foie, le diabète, la démence, accident vasculaire cérébral, les lésions cérébrales et d'autres troubles.

Fumer également des cigarettes ou avoir un système immunitaire affaibli ou affaibli, comme ceux qui ont le VIH / SIDA, ceux qui ont subi une greffe d'organe ou ceux qui reçoivent une chimiothérapie.

De plus, le fait d'avoir subi une intervention chirurgicale ou un traumatisme récent augmente les risques.

-Comment prévenir la pneumonie acquise dans la communauté?

Les vaccins peuvent aider à prévenir certains types de pneumonie, comme celle causée par le virus de la grippe.

D'autre part, il est recommandé d'éviter de fumer, de limiter la consommation d'alcool et de se laver les mains régulièrement, surtout avant de préparer et de consommer des aliments et après être allé aux toilettes, se moucher ou changer les couches d'un bébé.

Lorsque vous toussez ou éternuez, il est important de vous couvrir le nez et la bouche avec vos bras, vos mouchoirs ou vos serviettes en papier pour réduire la transmission des gouttes.

De plus, pour maintenir un système immunitaire sain, il est conseillé de manger sainement, de faire de l'exercice fréquemment et de bien dormir.

Enfin, il est important de ventiler les environnements intérieurs, soit avec une ventilation naturelle, soit avec des ventilateurs d'extraction.

43. Pneumonie virale

-Qu'est-ce que la pneumonie virale?

Il s'agit d'une inflammation ou d'un gonflement du tissu pulmonaire causé par un virus. Ce type de pneumonie est la raison la plus courante de la maladie chez les enfants de moins de 5 ans.

-Quels sont les virus qui causent la pneumonie?

La pneumonie virale la plus courante est causée par le virus de la grippe.

D'autres agents pathogènestels comprennent auvirus parainfluenza, rhinovirus, adénovirus, métapneumovirus humain, le virus respiratoire syncytial et le coronavirus.

-Comment les pneumonies virales sont-elles traitées?

Contrairement aux infections bactériennes, ces infections ne sont pas traitées avec des antibiotiques car elles ne détruisent pas les virus. Dans ce cas, des antiviraux sont prescrits, en particulier pour la grippe.

Le traitement peut également inclure des corticostéroïdes, une augmentation des fluides, de l'oxygène et l'utilisation d'humidificateurs.

44. Pneumonie due à COVID -19

-Comment est le processus par lequel COVID -19 génère une pneumonie sévère?

Le coronavirus est un virus respiratoire, il commence donc par infecter la gorge. Puis, une fois qu'il commence à se reproduire, il va dans les bronches, provoquant une irritation et une toux.

Si la situation s'aggrave, elle peut quitter le canal bronchique et atteindre les poumons, provoquant une inflammation.

Lorsqu'une partie du tissu de cet organe est affectée, le patient souffre de problèmes respiratoires. Si l'oxygène que le corps reçoit n'est pas suffisant, vous devez être hospitalisé et connecté à un respirateur.

- Quel genre de patients souffrant de l à COVID -19 souffrent de pneumonie?

La plupart de ces patients sont des personnes âgées ou des personnes atteintes d'une maladie pulmonaire chronique, d'un diabète ou d'autres affections chroniques.

-Quels types de symptômes ces patients présentent-ils?

Les plus courants sont la fièvre, la toux et la dyspnée. En revanche, dans les cas qui provoquent une pneumonie, les signes dans les voies respiratoires supérieures ne sont pas courants.

45. Différences avec d'autres pneumonies

- Quelle est la différence entre causée par la COVID -19 et d'autres types de pneumonie?

Contrairement à la pneumonie bactérienne, causée par la COVID -19, il ne peut pas être traitée avec des antibiotiques et est très contagieuse.

Comparées à celles causées par le SRAS et le MERS, les manifestations cliniques et les résultats d'imagerie sont similaires. Cependant, généré par l à COVID -19 semble à être plus infectieux.

46. Syndrome de détresse respiratoire aiguë

-Qu'est-ce que le syndrome de détresse respiratoire aiguë?

Le SDRA est une affection pulmonaire potentiellement mortelle qui empêche une quantité suffisante d'oxygène d'atteindre les poumons et le sang.

-Que peut causer cette maladie?

Ce syndrome peut être causé par une lésion pulmonaire directe ou indirecte, telle qu'une pneumonie, une greffe, un choc septique, un traumatisme ou l'inhalation de vomissures ou de produits chimiques.

En si COVID -19, et l ARDS DESARROLL à une moyenne de 8 jours après l'apparition des symptômes.

-Quelles sont les causes du syndrome de détresse respiratoire aiguë?

Cette condition génère une accumulation de liquide dans les sacs aériens (alvéoles), ce qui empêche le passage d'oxygène suffisant dans la circulation sanguine.

À son tour, ce liquide provoque également des poumons lourds et raides, ce qui diminue leur capacité à se dilater.

Les personnes atteintes de SDRA doivent recevoir de l'oxygène supplémentaire et ont généralement besoin de l'aide d'un ventilateur mécanique pour respirer.

-Quels sont les symptômes provoqués par ce syndrome?

Les signes les plus courants sont l'essoufflement, la toux, la fréquence cardiaque rapide, l'hypotension artérielle, l'expiration rapide, la fatigue, la fièvre et les douleurs abdominales.

-Comment traite-t-on le syndrome de détresse respiratoire aiguë?

À l'heure actuelle, il n'existe aucun traitement spécifique pour le SDRA. Ce qui est recherché, c'est d'attaquer le problème médical qui a causé la blessure et de fournir un soutien respiratoire jusqu'à ce que les poumons guérissent.

Parce que la plupart des patients ont besoin d'une ventilation mécanique, ils sont généralement traités dans une unité de soins intensifs.

-Quels sont les résultats de ce traitement?

Un patient sur trois meurt de cette maladie. Parmi ceux qui survivent, la plupart retrouvent leur fonction pulmonaire normale, tandis que d'autres subissent des dommages permanents.

47. Septicémie respiratoire et choc septique

-Qu'est-ce que la septicémie respiratoire?

L à la septicémie est une maladie causée par une réaction grave et inflammatoire de l'organisme à une infection.

Elle n'est pas causée par le virus ou les bactéries envahissantes, mais par les produits chimiques que le même organisme libère dans le flux sanguin pour se défendre contre cette attaque.

Cela génère des changements qui peuvent endommager plusieurs systèmes corporels.

Une septicémie respiratoire peut survenir à la suite d'une pneumonie.

-Quels sont les symptômes de la septicémie?

Face à une infection confirmée, les signes de cette maladie sont des changements dans l'état mental, une respiration rapide, des frissons, des étourdissements, une pression artérielle basse et un rythme cardiaque rapide.

-Qu'est-ce que le choc septique?

Il s'agit d'une condition médicale qui survient lorsqu'une infection générale du corps provoque une hypotension artérielle sévère.

-Dans quels cas la septicémie peut-elle progresser et provoquer un choc septique?

Cela se produit lorsque des changements anormaux se produisent dans le système circulatoire, dans les cellules du corps et dans la façon dont le corps utilise l'énergie.

Le choc septique est une urgence médicale et nécessite une attention urgente.

48. Complications respiratoires supplémentaires

-Quelles autres complications respiratoires supplémentaires la pneumonie peut-elle causer?

Cette maladie peut provoquer des bactéries qui pénètrent dans la circulation sanguine des poumons pourpropager l'infection à d'autres organes et provoquer une défaillance organique.

En l'autre côté, peut former du pus ou accumuler du liquide dans la cavité est le poumon.

49. Insuffisance d'organes multiples

-Que se passe-t-il lorsque l'infection qui cause la pneumonie s'aggrave?

Les cas graves peuvent entraîner une insuffisance respiratoire, hépatique et cardiaque.

D'un autre côté, à mesure que la septicémie progresse, le flux sanguin vers les organes vitaux tels que le cerveau, le cœur et les reins est affecté.

De plus, il peut générer la formation de caillots sanguins dans les bras, les jambes, les doigts et les organes, provoquant la gangrène.

50. Décharge médicale pour pneumonie

-Le patient qui est sorti pour pneumonie est-il complètement guéri?

Non, le patient présente généralement des symptômes malgré son congé. En général, la toux, le sommeil, le régime alimentaire et le niveau d'énergie prennent entre une et deux semaines de plus pour revenir à la normale.

-Quels soins devraient être maintenus à domicile après la sortie?

Pour accélérer la récupération et éviter les complications, il est recommandé de respirer de l'air chaud et humide, de se reposer abondamment, de boire beaucoup de liquides et de prendre les médicaments prescrits.

Dans certains cas, l'utilisation d'oxygène peut être nécessaire. Enfin, il est important de ne pas fumer ni boire d'alcool.

Partie VI. Risque élevé de mortalité

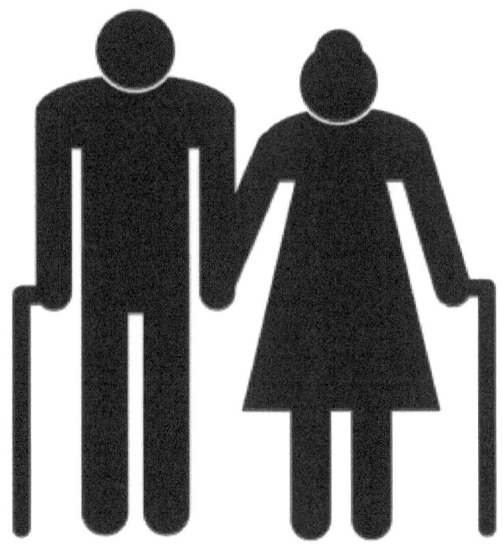

51. Personnes âgées

- Pourquoi les personnes âgées sont plus à risque si elles sont infectés par le COVID -19?

Il y a plusieurs raisons à cela. Premièrement, les personnes âgées ont un système immunitaire affaibli qui met plus de temps à répondre aux infections causées par le virus.

De plus, en raison de l'âge, ils ont un plus grand nombre de conditions médicales sous - jacentes qui compliquent la condition.

En l'autre côté, les personnes âgées sontparticulièrementsensibles aux conditions respiratoires qui peuvent causer une pneumonie r et les poumons ne sont pas aussi forts que quand il était n j ou voir il.

-Quelles sont les statistiques de mortalité par virus chez les personnes âgées?

On estime qu'environ 15% des patients de plus de 80 ans atteints du virus meurent.

En faisant une comparaison, le chiffre tombe à moins d'un pour cent chez les moins de 50 ans.

52. Fumeurs

-Quels sont les effets du tabagisme sur la santé?

Le tabagisme affecte la plupart des organes du corps. Entre autres affections, il peut provoquer le cancer, des maladies pulmonaires, des dommages et un épaississement des vaisseaux sanguins, des caillots, des accidents vasculaires cérébraux et des problèmes de vision.

De plus, fumer pendant la grossesse augmente les risques pour la mère et le bébé.

-Le tabagisme affecte-t-il le système immunitaire?

Oui, ce vice provoque une augmentation de la concentration de nicotine dans le sang, ce qui peut générer un vasospasme et une hypoxie transitoire dans les organes. De plus, une diminution de l'oxygène dans les voies respiratoires et les viscères endommage le système immunitaire et sa capacité à répondre aux infections.

-Pourquoi le tabagisme génère-t-il plus de risques chez les patients atteints de COVID -19?

En plus des dommages au système immunitaire, le tabagisme cause une irritation continue et soutenue de la voie de l'air s qui favorise les infections virales telles que la COVID -19.

Des recherches en Chine ont montré que les fumeurs atteints du virus sont 14 fois plus susceptibles d'évoluer vers une pneumonie et de souffrir d'infections bactériennes.

En l'autre côté, la cigarette fumer conduit à doigts et l cigarettes os sont en contact avec la bouche, ce qui augmente la s possibilité est la transmission du virus.

53. Alcoolisme

-Quels effets l'alcoolisme a-t-il sur la santé?

La consommation excessive d'alcool provoque des maladies du foie, comme la stéatose hépatique et la cirrhose, et augmente le risque de certains types de cancer. Il endommage également le cerveau et d'autres organes et affaiblit le système immunitaire.

L'alcoolisme augmente également les risques d'accidents de voiture, de blessures, d'homicides et de suicides et est nocif pour la grossesse.

-Dans les réseaux sociaux, la rumeur est devenue virale selon laquelle la consommation d'alcool aide à prévenir la propagation du COVID.19. C'est certain?

Non, c'est totalement faux. Boire à la Cohol ne aide ou empêcher la propagation de l à COVID -19. Au contraire, sa consommation est négative, car elle diminue la capacité de défense de l'organisme et endommage les organes.

54. Asthme bronchique

-Qu'est-ce que l'asthme?

L'asthme est une maladie qui fait gonfler et rétrécir les voies respiratoires, produisant plus de mucus. Cela peut entraîner un essoufflement, un essoufflement, une toux et une respiration sifflante.

-Qu'est-ce qui cause l'asthme?

L'asthme survient lorsque le gonflement des voies respiratoires se produit. Cela peut être dû à l'inhalation de certaines substances présentes dans l'air, telles que le pollen, les acariens, les moisissures, les pellicules ou la fourrure d'animaux de compagnie.

De plus, elle peut également être déclenchée par des situations stressantes, l'exercice, l'air froid ou la consommation de certains médicaments.

- Pourquoi les asthmatiques sont plus à risque de l à COVID -19?

L'asthme rend les voies respiratoires plus sensibles aux infections, en particulier celles causées par des virus. Ceux – ci produisenthabituellementuneinflammation accrue bronchique chez ces patients, ce qui induit unehyperréactivité bronchique et un risque accru de crise d'asthme.

- Que dois - je faire contre les asthmatiques l à COVID -19?

Il est important que ces patients suivent le traitement prescrit par votre de médecin s à maîtriser l'asthme. Cela comprend l'application de votre dose d'inhalateur préventif tous les jours pour réduire le risque de crise.

Contario qu'une légère inflammation bronchique peut inciter ceux - ci sont plus sensibles aux infections respiratoires s.

Ils doivent également suivre des soins préventifs communs à tout le monde, comme un lavage fréquent des mains.

- Comment les symptômes d'une crise d'asthme causée par différenciés par la COVID -19?

L'infection causée par le COVID -19 comprennent généralement la fièvre, de la toux et de la difficulté à respirer tout en crise d'asthme ne comprend pas habituellement la fièvre et se caractérise par une respiration sifflante, un son aigu vers le passage d'air à travers les voies respiratoires.

55. Maladies cardiovasculaires

-Qu'est-ce qu'une maladie cardiovasculaire?

C'est un terme utilisé pour englober les problèmes cardiaques et sanguins. Cela comprend des affections telles que les maladies coronariennes, l'insuffisance cardiaque, les arythmies, les affections des valves cardiaques, les accidents vasculaires cérébraux, l'hypertension et les cardiopathies congénitales, entre autres.

- Pourquoi les patients atteints de ces maladies sont à risque plus élevé de l à COVID -19?

Cela est dû aux multiples complications directes et indirectes qui peuvent causer le virus, tels que les dommages de la myocardite aiguë du myocarde, arythmies et thromboembolie veineuse.

À son tour, la plupart des traitements qui sont utilisés pour contrôler la COVID -19 ont également des effets côté négatif niveau cardiaque.

D'un autre côté, il a été découvert que le virus peut endommager le cœur, même chez des patients qui n'avaient pas d'affections antérieures. En effet, génère un gonflement provoqué par le formation de caillot de sang.

56. Maladie pulmonaire chronique

-Qu'est-ce qu'une maladie pulmonaire chronique?

C'est une affection courante dans les poumons qui l'empêche de fonctionner correctement. Il comprend lesmaladies des voies respiratoires qui transportent l'oxygène, les tissus pulmonaires et les vaisseaux sanguins de cet organe.

- Pourquoi les personnes atteintes de maladie pulmonaire chronique sont plus à risque de l à COVID -19?

Ces patients sont plus susceptibles d'avoir une inflammation des poumons et une pression artérielle élevée dans les artères qui transportent le sang vers ces organes.

De plus, ces affections augmentent les risques d'attaque et d'insuffisance cardiaque et de souffrir d'un cancer du poumon.

57. Diabète sucré

-Qu'est-ce que le diabète sucré?

Le d DIABÈTE m ellitus ou D de type 2 DIABÈTE est une maladie chronique qui empêche le métabolisme du glucose appropriée, provoquant son accumulation dans le sang.

Cela peut être dû à un déficit de la production d'insuline dans le pancréas ou à une résistance des cellules à cette hormone.

Cette condition affecte à la fois les adultes et les enfants et, si elle n'est pas traitée, peut entraîner des dommages à long terme au cœur, aux vaisseaux sanguins et aux reins, des problèmes oculaires, des polyneuropathies et des ulcères graves du pied.

- Pourquoi les diabétiques sont plus à risque de l à COVID -19?

En effet, l'infection par un coronavirus peut être plus difficile à traiter en raison des fluctuations des taux de glucose dans le sang.

De plus, le système immunitaire est affecté, ce qui rend difficile la lutte contre le virus.

D'un autre côté, le diabète peut entraîner d'autres complications, telles que les maladies cardiaques et les accidents vasculaires cérébraux, des lésions rénales et des lésions nerveuses qui compliquent encore la maladie.

58. Maladie rénale chronique

-Qu'est-ce qu'une maladie rénale chronique?

C'est une maladie qui entraîne une perte progressive de la fonction rénale.

Ces organes sont chargés de filtrer les déchets et les excès de fluides sous forme d'urine. Ils sont également chargés d'équilibrer les sels et minéraux qui circulent dans le sang, tels que le calcium, le phosphore, le sodium et le potassium, et aident à contrôler la pression artérielle.

- Pourquoi les personnes atteintes de la maladie rénale chronique sont plus à risque de l à COVID -19?

Ces patients présentent plus de risques parce que la maladie implique un état de déficience immunitaire et des affections associées, telles que l'anémie, des changements dans les niveaux de sucre, des problèmes cardiovasculaires, des lésions hépatiques et un œdème pulmonaire.

À leur tour, les personnes qui ont besoin d'hémodialyse passent plus de temps dans les transports et les espaces sanitaires fermés, ce qui favorise la contagion et les complications de santé.

59. Hypothyroïdie

-Qu'est-ce que l'hypothyroïdie?

E l'hypothyroïdie et est une maladie dans laquelle la thyroïde ne pas produire suffisamment d'hormones thyroïdiennes. Cette glande est l'une des plus importantes de l'organisme et son activité influence le métabolisme et la plupart des fonctions corporelles, telles que la fréquence cardiaque et la pression artérielle.

Le fait qu'il existe des niveaux habituels de cette hormone dans le corps est essentiel pour la croissance et le développement normaux de l'enfance et pour le fonctionnement du cerveau tout au long de la vie.

- Pourquoi les gens souffrant d'hypothyroïdie sont plus à risque de l à COVID -19?

On pense que ces patients sont plus à risque car leur cause principale est la maladie de Hashimoto, une maladie auto-immune dans laquelle le système immunitaire attaque lui-même par erreur les cellules saines du corps.

Cependant, à l'heure actuelle, il n'y a pas de données spécifiques pour confirmer que les patients atteints de ce type de maladie ont un risque plus élevé de développer des complications plus graves de COVID -19.

Cependant, si elle n'est pas traitée correctement, l'hypothyroïdie peut provoquer des infections, des problèmes cardiaques et une neuropathie périphérique, entre autres complications qui peuvent nuire à l'image générale du patient, il est donc important d'augmenter les soins.

60. Insuffisance surrénale

-Qu'est-ce que l'insuffisance surrénale?

C'est une condition qui survient lorsque les glandes surrénales ne produisent pas suffisamment d'hormones.

Il s'agit d'un trouble rare qui peut toucher n'importe qui de tout âge et, s'il n'est pas traité, peut entraîner la mort. Elle est généralement causée par un problème avec le système immunitaire.

Entre autres fonctions essentielles, les hormones produites par les glandes surrénales permettent une croissance normale et régulent le métabolisme, les niveaux d'énergie, la pression artérielle et la réponse au stress.

- Pourquoi les gens souffrant d'insuffisance surrénale sont plus à risque de l à COVID -19?

Ces patients prennent souvent des glucocorticoïdes, des médicaments qui imitent les effets des hormones que le corps produit naturellement dans les glandes surrénales.

Cela peut rendre vous un plus sensible à l à COVID - 19 parce que ces médicaments suppriment le système immunitaire. De plus, ils peuvent également souffrir d'une maladie plus grave, car les glucocorticoïdes suppriment leur propre réponse stéroïde à l'infection.

En revanche, ces patients sont à risque de souffrir d'une crise surrénalienne, en raison de niveaux très faibles de cortisol dans le sang. Cela provoque des diarrhées, des vomissements, une déshydratation et une baisse de sucre dans le corps qui nécessitent une attention immédiate.

En outre, l que les personnes atteintes de cette maladie habituellement souffrent de maladies auto - immunes associées das, telles que le diabète, la thyroïdite chronique, hypoparathyroïdie, insuffisance testiculaire, l'anémie pernicieuse et hyperthyroïdie, ce qui rend la COVID -19 plus grave.

61. Obésité

-Qu'est-ce que l'obésité?

L'obésité est une maladie chronique caractérisée par une accumulation excessive de graisse dans le corps, ce qui entraîne une nette augmentation du risque pour la santé de la personne.

Une personne est considérée comme obèse lorsque le pourcentage de graisse dépasse 25% du poids corporel chez l'homme et 33% chez la femme.

- Pourquoi les personnes obèses sont plus à risque de l à COVID -19?

Ces patients sont plus à risque puisque l'obésité provoque une maladie inflammatoire chronique et augmentation des maladies cardio - vasculaires et respiratoires, en plus de diabète, l'hypertension et l'apnée du sommeil qui augmentent la sévérité de la l à COVID -19.

62. VIH / SIDA

-Qu'est-ce que le VIH?

Le virus de l'immunodéficience humaine (VIH) est un virus qui se transmet sexuellement, par le sang ou le lait maternel, et cause le SIDA, une maladie qui affaiblit le système immunitaire.

Lorsqu'une personne contracte ce virus, il reste dans le corps à vie.

Cette condition est traitée avec des médicaments qui empêchent le virus de se reproduire.

- Pourquoi les personnes vivant avec le VIH / SIDA sont plus à risque de l à COVID -19?

Parce que ce virus endommage le système immunitaire, ces patients ont un risque plus élevé de contracter des infections. Cependant, des études à ce jour ne montrent que les personnes ayant un système immunitaire de VIH et plus forts sont plus susceptibles d'être affectés par la COVID -19 ou d'infection évolue avec une plus grande sévérité.

Dans tous les cas, il est nécessaire d'élargir la recherche sur ce sujet.

63. Tumeurs malignes

-Quelles sont les tumeurs malignes?

La tumeur maligne ou cancérigène est une maladie caractérisée par la transformation de cellules qui prolifèrent rapidement et de manière incontrôlable et ne meurent pas normalement en raison de changements dans leur structure génétique.

- Pourquoi les personnes atteintes de tumeurs malignes sont plus à risque de l à COVID -19?

Ces patients sont plus à risque parce que la Trat potentiellement contre cette maladie, en particulier lachimiothérapie, ont tendance à affaiblir le système immunitaire de, ce qui réduit la capacité à combattre les infections.

-Los patients recevant un traitement hormonal pour le cancer du sein ou de l'ovaire cancer ont un risque plus élevé de contracter la COVID -19 ou une maladie grave?

À l'heure actuelle, il est aucune preuve que le traitement hormonal peut augmenter le risque de contracter la COVID -19 ou ayant une maladie grave. La plupart de ces thérapies ne suppriment pas le système immunitaire.

64. Transplanté

- Pourquoi la greffe sont plus à risque de la COVID -19?

En effet, ils prennent des immunosuppresseurs, un médicament qui réduit le risque de rejet de l'organe transplanté, mais qui abaisse les défenses.

À leur tour, ces patients sont dans un moment de vulnérabilité particulière après une greffe.

65. Utilisation de stéroïdes

-Quels sont les stéroïdes?

Les e Stéroïdes à nabólicos sont des hormones sexuelles mâles, ou des substances synthétiques à base de leur, qui sont utilisés à des fins différentes.

Dans le domaine de la médecine, ils sont utilisés pour traiter les problèmes hormonaux, la puberté tardive et la perte de masse musculaire consécutive à différentes maladies.

Dans les sports et l'athlétisme, ils sont utilisés pour améliorer les performances. Cependant, sa consommation est illégale et peut générer de graves problèmes de santé.

-Quels effets indésirables son utilisation peut-elle générer?

Les stéroïdes peuvent causer des problèmes cardiaques graves, y compris accident vasculaire cérébral, et le développement de tumeurs du foie ou des testicules.

D'autres effets indésirables sont l'infertilité, l'acné sévère, l'augmentation de la pression artérielle, un comportement agressif et violent, des taux de cholestérol anormaux, des troubles psychiatriques et une toxicomanie.

- *Pourquoi les gens qui prennent des stéroïdes sont plus à risque de l à COVID -19?*

Il a été constaté que ces substances affectent la capacité du système immun et de se battre pour l à COVID -19 et d'autres infections.

De plus, les personnes qui les consomment prennent plus de temps pour éliminer le virus de leur corps.

66. Immunosupprimé

-Qu'est-ce qu'un patient immunodéprimé?

Il est un patient dont le système Inmun et fonctionne en dessous du taux normal, ce qui rend ce plus sensible aux infections.

Cette condition peut être causée par le VIH / SIDA, la leucémie, le diabète d'une greffe organe, le cancer, la malnutrition, l'utilisation de certains médicaments et certains troubles génétiques, entre autres possibilités.

- *Pourquoi les gens immunodéprimés sont plus à risque de l à COVID -19?*

Ces patients présentent un risque accru d'infections virales telles que la COVID -19, comme ils l'ont réduit leur capacité à combattre les.

67. Malades mentaux et handicapés

- Pourquoi ils sont malades mentaux et les personnes handicapées plus à risque de l à COVID -19?

Ces personnes sont à risque car, même si elles n'ont pas de problème de santé spécifique, elles ont des besoins de soins plus importants.

Mesures d'isolement obligatoire et la saturation des systèmes de santé résultant de la pandémie par l' COVID -19 mettent en danger ces publics vulnérables que dans de nombreux cas, dépendent de l'aide sociale et personnelle.

E l distanciation sociale peut laisser sans protection ceux par exemple besoin de soutien pour manger, vous habiller ou prendre un bain.

Partie VII. Épidémiologie mondiale et communautaire

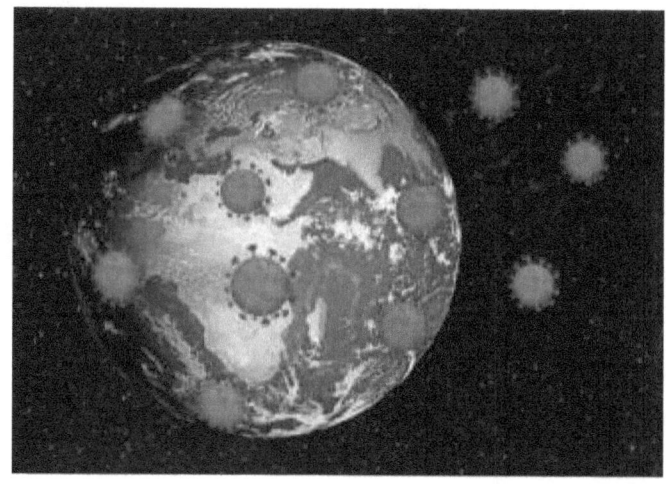

68. Les épidémies dans l'histoire de l'humanité

- Quelles autres épidémies l'humanité face avant d e l à COVID -19?

Les épidémies ont été une constante tout au long de l'histoire, même depuis l'Antiquité.

Parmi les plus meurtriers figurent la peste Justinienne (541-542), la peste noire (1346-1353), la variole (1520), la grippe espagnole (1918-1920) et le VIH / SIDA (1981-présent), dont chacun a causé entre 25 et 50 millions de morts.

On peut également nommer la peste Antonina (165-180), la troisième peste (1855), la grippe R utilise (1889-1890) la Cólera (1817-1923), la grippe septique A (1957-1958) et la grippe Hong Kong (1968-1970).

Enfin, parmi les plus récents figurent la grippe porcine (2009-2010), Ebola (2014-2016) et ceux causés par les coronavirus.

69. Épidémies de coronavirus précédentes

-Quelles étaient les précédentes épidémies causées par les coronavirus?

Avant le cas actuel, deux cas étaient enregistrés. Le premier à apparaître a été le syndrome respiratoire aigu sévère (SRAS-CoV), entre novembre 2002 et juillet 2003. Il a commencé dans le sud de la Chine et a culminé avec des personnes infectées dans 17 pays, bien que la plupart des cas se soient produits en Chine et à Hong Kong. Il a fait 800 morts, avec une létalité de 9,6 %.

Le deuxième a été le syndrome respiratoire du Moyen-Orient (MERS-CoV), en juin 2012. Le premier cas a été enregistré en Arabie saoudite puis propagé dans 27 pays d'Asie, d'Europe, d'Afrique et d'Amérique du Nord. Il a été plus meurtrier que le précédent (34,5 %) et a fait 850 morts.

70. Début, développement et fin de la pandémie

-Quelles sont les phases d'une pandémie?

La pandémie est une épidémie qui touche tout le monde. Selon l'Organisation mondiale de la santé, il est divisé en 7 phases.

Dans le premier, le virus circule entre les animaux et sa transmission à l'homme n'est pas signalée.

Dans le second, le virus présent chez les animaux domestiques et sauvages infecte l'homme.

Dans la troisième phase, de petits groupes de personnes contractent l'infection. La contagion se produit de manière limitée et dans des circonstances spécifiques. Le fait que le virus soit transmis entre humains ne signifie pas nécessairement qu'il provoquera une pandémie.

Dans le quatrième, la transmission entre les personnes est vérifiée et le virus génère des épidémies de la maladie dans les communautés. À ce stade, il y a un risque accru qu'une pandémie éclate, mais cela ne signifie pas nécessairement qu'elle s'en vient.

Dans le cinquième, le virus se propage chez l'homme dans au moins deux pays de la même région. A ce stade, la pandémie est imminente et le temps pour les mesures d'atténuation de l'infection est court.

Dans la sixième pandémie ou actuelle et la maladie se propage dans différentes régions du monde.

Dans le septième virus Il a atteint un pic et les niveaux de la maladie sont réduits. Cependant, il n'est pas certain qu'il y aura de nouvelles vagues à l'avenir.

71. Possibilités d'endémies locales

-Qu'est-ce qu'un endémique local?

L'endémie fait référence à l'état d'une maladie infectieuse qui affecte en permanence ou à une date régulière un pays ou une région spécifique.

Il en résulte une condition qui persiste pendant un certain temps dans un endroit spécifique, attaquant un nombre important de personnes. Cependant, le chiffre ne varie pas considérablement et est toujours stable.

La maladie peut être grave ou non et, à un moment donné, elle peut devenir une épidémie.

-Quelle est la cause de ces endémies?

Ils surviennent généralement en raison de facteurs économiques, culturels, sociaux, écologiques et biologiques.

Par exemple, ils peuvent être dus au manque de prévention, d'assainissement de base et de contrôle de l'eau, à certaines conditions climatiques qui favorisent la contagion ou à la sensibilité des gens, entre autres possibilités.

-Quels sont quelques exemples de maladies endémiques?

Parmi eux, on peut citer le paludisme, la maladie de Chagas, la dengue, la fièvre jaune, la tuberculose et la coqueluche, qui attaquent certaines régions du monde.

72. Mesures locales, nationales et internationales

-Quelles mesures sont recommandées au niveau local pour stopper la pandémie?

La recommandation au niveau local est que les gens restent à la maison, restent à l'écart des malades et limitent autant que possible les contacts face à face avec les autres.

Cela implique également d'éviter de serrer la main, d'étreindre ou d'embrasser d'autres personnes et de ne pas rendre visite à des publics vulnérables, tels que ceux des maisons de retraite ou des hôpitaux, les bébés ou les personnes dont le système immunitaire est compromis.

En outre, il est conseillé aux citoyens de consulter les centres de soins de santé en cas de risque de COVID - 19 et suivre les soins généraux pour prévenir l'infection, tels que laver régulièrement les mains.

En ce qui concerne l'utilisation de masques faciaux, les instructions recommandées par le fournisseur de santé publique local doivent être suivies.

-Quelles mesures sont recommandées au niveau national pour stopper la pandémie?

Lorsque le virus se propage à l'échelle nationale, les autorités peuvent mettre en œuvre des mesures de distanciation sociale pour réduire le potentiel de transmission de la maladie.

Cela peut inclure des quarantaines générales non essentielles avec la fermeture d'usines, de bureaux, de banques, d'écoles, de théâtres, de cinémas, de centres commerciaux, de restaurants, de gymnases et de magasins, et la suspension de spectacles et d'événements sportifs, culturels et sociaux.

Aussi la fermeture des frontières et l'interdiction de sortir sans justification.

La mise en œuvre de ces pratiques nécessite une large participation communautaire et des communications de santé publique continues et transparentes.

-Quelles mesures sont recommandées au niveau international pour stopper la pandémie?

Au niveau international, l'aide humanitaire et le travail en commun devraient contrôler la maladie et trouver un remède.

Cependant, à l'exception des recommandations générales de l'Organisation mondiale de la santé, pour le moment, seules les réponses individuelles des pays ont été vues sur la base de leurs propres intérêts et besoins, et il n'a pas été possible d'aborder le problème à l'échelle mondiale, avec des mesures communauté.

La pandémie pose un scénario de crise mondiale qui, outre la santé, est également économique du fait de la paralysie des activités.

Par conséquent, les mesures prises au niveau international doivent inclure l'aide et la collaboration dans les deux domaines.

73. Quarantaine et isolement social

-Qu'est-ce qu'une quarantaine?

La mise en quarantaine est un isolement préventif l qui est soumis à une personne ou un animal pendant une période de temps, pour des raisons de santé s.

Il applique à ceux qui étaient expuest ou s à une maladie transmissible, mais pas nécessairement infecté. L'objectif est de vérifier au cours de ce processus si la personne présente ou non des signes de maladie.

-À quoi sert la quarantaine et l'isolement social?

C'est comme s sert n de réduire la chaîne de transmission. En réduisant le nombre de personnes infectées, les publics vulnérables sont protégés et les besoins en soins hospitaliers sont réduits, empêchant l'effondrement du système de santé.

-Pourquoi les périodes de quarantaine COVID-19 sont-elles de 14 jours?

En effet, le délai maximum qui s'écoule entre l'infection d'une personne et l'apparition des symptômes de la maladie est de 14 jours.

Cela empêche les personnes infectées sans signes de continuer à transmettre la maladie à d'autres sans le savoir.

74. Protection individuelle des malades

-Que doit faire une personne si elle pense être infectée par COVID-19?

Ensuite, la personne doit être contacté dans le formulaire immédiatement à l'institution locale désignée pour l'évaluation, le diagnostic et le traitement de la maladie.

Sauf si vous avez besoin de soins médicaux urgents, il vous sera probablement recommandé de vous isoler à la maison et de gérer vos symptômes.

-Quelles mesures de protection faut-il prendre dans ces cas?

Dans la mesure du possible, le patient doit rester à l'écart des autres personnes et les animaux de compagnie que vous avez dans la maison. De plus, vous ne devriez pas recevoir de visites ou quitter votre domicile à moins d'avoir besoin de soins urgents.

En cas de vie avec d'autres, lorsqu'ils seront dans la même pièce, vous devrez utiliser une jugulaire qui couvre votre bouche, tant que cela n'entrave pas votre respiration.

Idéalement, si les conditions le permettent, vous devriez rester dans une pièce séparée des autres et utiliser une salle de bain différente. Il est également recommandé d'utiliser vos propres plats, verres, couverts, literie et serviettes, et de ne pas les partager avec d'autres.

Lorsque vous toussez ou éternuez, vous devez le faire dans un mouchoir jetable et vous laver immédiatement les mains avec du savon et de l'eau.

-Dans quels cas devez-vous appeler un médecin?

Si l'image se détériore et le patient a du mal à respirer, fièvre élevée ou est confonde ou ous omnolientou, consulter un médecin.

75. Protection individuelle de vos contacts

-Que doivent faire les contacts étroits d'un patient avec COVID -19?

Ces personnes doivent également s'isoler, mettre en quarantaine et éviter tout contact avec les autres.

En cas de séjour dans la même maison que l'infecté, si le patient ne peut pas utiliser de jugulaire, les soignants doivent le faire alors qu'ils sont dans la même pièce.

De plus, ils sont encouragés à ventiler les espaces partagés, soit en ouvrant une fenêtre, soit en allumant un filtre à air.

En revanche, comme le reste des gens, ils doivent suivre les mesures de protection, comme se laver fréquemment les mains et désinfecter les objets les plus touchés, comme les téléphones portables, les interrupteurs d'éclairage, les télécommandes et les poignées de porte.

Lorsque vous touchez et lavez les vêtements, les draps et les serviettes du patient, il est conseillé de porter des gants et d'utiliser de l'eau chaude et du détergent.

- *Combien de temps ces contacts doivent-ils rester isolés?*

Ces personnes doivent être isolées pendant 14 jours à compter du dernier contact avec le cas confirmé.

En cas de résidence dans le même domicile, 14 jours doivent s'écouler à partir du dernier jour où ce patient a présenté des symptômes.

76. Protection du personnel de santé

-Quelles mesures de protection le personnel de santé doit-il suivre?

Ces travailleurs doivent suivre strictement les normes d'hygiène et de contrôle des infections est de réduire les risques de transmission.

Cela comprend des mesures de protection individuelle, la désinfection des environnements et une gestion correcte des déchets.

-Quel type de protection devraient-ils utiliser lorsqu'ils traitent avec des patients infectés?

La protection comprend l'utilisation de vêtements spéciaux, tels que des casquettes, des masques médicaux chirurgicaux, des gants en latex, une robe imperméable à manches longues, des couvre-chaussures jetables et des verres anti-éclaboussures.

De plus, ils doivent suivre une hygiène des mains stricte avant et après le contact avec le patient et à l'entrée et à la sortie de l'hôpital.

-Comment est le traitement des déchets hospitaliers?

Les déchets suivent un protocole de décontamination, de collecte et d'élimination similaire à celui utilisé pour d'autres types de micro-organismes similaires.

Ces déchets sont considérés comme de classe III ou comme déchets biosanitaires spéciaux.

77. Protection du personnel d'assurance

-Quelles mesures de protection le personnel d'assurance doit-il suivre?

En cas de contact avec des patients infectés, ils doivent suivre des mesures de protection similaires à celles des personnels de santé.

En cas de non maintien d'un contact spécifique, ils doivent suivre les recommandations générales de prévention et de soins valables pour l'ensemble de la population.

78. Déclaration de cessation de la quarantaine

-Quand la cessation de la quarantaine est-elle déclarée?

Comme nous l'avons expliqué, la quarantaine des contacts étroits et des cas suspects dure 14 jours.

Dans le cas des quarantaines générales que de nombreux pays imposent à tous leurs citoyens, elles prennent fin lorsque le temps de l'isolement préventif instauré par les autorités sanitaires passe.

Une fois terminé, le retour aux activités se fait progressivement, en portant une attention particulière aux publics les plus vulnérables.

-Quand un patient COVID -19 reçoit-il un congé médical?

Pour être libérés, ces patients doivent être stables et sans fièvre, et les images pulmonaires doivent montrer une amélioration significative sans signes de dysfonctionnement organique.

De plus, la respiration et la parole doivent être normalisées et la personne doit être en pleine conscience pendant au moins 3 jours.

Enfin, ils doivent avoir deux résultats négatifs consécutifs effectués à différents jours du test PCR, qui détecte la présence d'acide ribonucléique, le matériel génétique du virus.

79. Déclaration de cessation de transmission

-Quels sont les critères pour déclarer la fin de la transmission d'un virus?

Les critères dépendent de chaque cas en particulier, en raison des caractéristiques du virus, de la forme d'infection, des personnes infectées, de leur développement et de leur traitement, entre autres facteurs.

Par exemple, dans le cas du virus Éball, la flambée a pris fin une fois que 42 jours se sont écoulés depuis que le dernier cas confirmé a été négatif deux fois de suite dans les analyses de sang effectuées pour détecter sa présence.

Ces 42 jours équivalaient à deux fois la période d'incubation maximale de l'infection. Par conséquent, après cette période, il a été possible de confirmer l'interruption de la transmission de la maladie d'une personne à l'autre.

Concernant le nouveau coronavirus, les critères appliqués sont encore inconnus.

80. Maladie à déclaration obligatoire

-Quelles sont les maladies à déclaration obligatoire?

Maladies à déclaration obligatoire s sur les conditions qui sont considérées d'une grande importance pour la santé publique et les autorités sanitaires du pays ont besoin de médecins, les laboratoires et les hôpitaux qui informent lorsqu'ils sont diagnostiqués.

Le COVID -19 est parmi ces maladies.

-Quel est le but de cette notification?

Leur communication permet de connaître des données statistiques sur la maladie. C'est très utile pour les chercheurs de suivre leurs épidémies, de comprendre comment elles se propagent et de les contrôler.

Partie VIII. Prévention des maladies

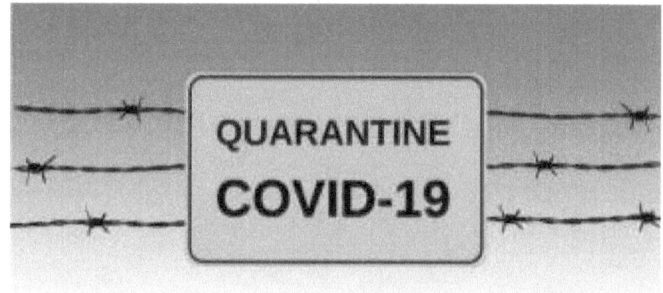

81. Surveillance des contacts sans symptômes

- Docteur Mario, faut-il hospitaliser les signes asymptomatiques ou légers?

Non. Les patients qui ne présentent pas de symptômes ou chez qui ils sont très légers - une petite toux, une fièvre inférieure à 38 degrés, une congestion nasale, une gêne générale - n'ont pas besoin d'être hospitalisés et peuvent récupérer et mettre en quarantaine à domicile.

Seule l'hospitalisation doit être évaluée si elles sont des personnes avec des problèmes de santé chroniques ou qui ont un système immunitaire affaibli.

-Quelle est la surveillance que ces patients doivent suivre à domicile?

Ces patients doivent contrôler la fièvre et contacter un médecin en cas de température supérieure à 38 degrés, ou lorsqu'ils ont des difficultés à respirer, une odeur ou une pression thoracique constante, des changements de l'état mental, de la confusion, des problèmes de réveil ou une teinte bleuâtre sur les lèvres ou le visage.

82. Prendre soin du patient avec COVID-19 à domicile

-Quels soins faut-il prendre avec un patient atteint de coronavirus à domicile?

Dans la mesure du possible, le patient doit être gardé dans une pièce séparée et ne pas recevoir de visites ni quitter le domicile à moins que ses symptômes ne s'aggravent.

En présence d'autres personnes, vous devez vous couvrir d'une jugulaire et garder une distance de plus de deux mètres. Lorsque vous toussez ou éternuez, vous devez le faire dans un mouchoir jetable et vous laver immédiatement les mains avec du savon et de l'eau.

En revanche, il est important de ventiler les espaces partagés, soit en ouvrant une fenêtre, soit en allumant un filtre à air, et en limitant le nombre de soignants. Pour cette tâche, l'idéal est de désigner un jeune en bonne santé et non atteint de maladies chroniques.

De plus, le patient doit utiliser différents plats, verres, couverts, literie et serviettes.

Enfin, les objets fréquemment touchés doivent être désinfectés et tous les habitants de la maison doivent suivre les soins généraux de la maladie, comme se laver les mains et éviter de se toucher les yeux, le nez et la bouche.

83. Transfert de suspects ou de malades

-Que faire si un patient suspect ou malade doit être transféré?

Le transport devrait se faire dans des véhicules spécialement désignés, si possible dans des ambulances à pression négative. Ces voitures doivent être désinfectées fréquemment.

En revanche, le compagnon du patient et le personnel médical doivent porter un masque et des combinaisons de protection pour éviter la contagion.

-Qu'est-ce qu'une ambulance à pression négative?

Ce sont des ambulances dotées de moyens techniques qui permettent à la pression d'air à l'intérieur du véhicule d'être inférieure à la pression extérieure. De cette façon, l'air peut être filtré et purifié avant son émission, minimisant les possibilités d'infection et de transmission du virus.

84. Hospitalisation compliquée

- Chez quels patients avec COVID -19 l'hospitalisation est-elle recommandée?

Hospitalisation est recommandé s les personnes souffrant d'une maladie grave ou grave ou des problèmes de santé chroniques associés.

Par maladie grave, on entend les patients qui ont une fréquence respiratoire supérieure à 30 respirations par minute; une saturation en oxygène du sang inférieure à 93%; un indice de Kirby ou PaO2 / FiO2 (qui mesure indirectement les lésions pulmonaires) inférieur à 300; et infiltrats pulmonaires (caractéristiques d'une infection) supérieurs à 50% en 24 à 48 heures.

Pendant ce temps, les malades, ils sont sérieusement ceux qui ont une insuffisance respiratoire avec nécessité d'une ventilation mécanique sera jarret septique.

85. Centres d'hospitalisation de courte durée

-Comment est la prise en charge des patients atteints de COVID-19 dans les centres d'hospitalisation?

Idéalement, ces patients devraient être isolés dans des chambres individuelles. Si cela n'est pas possible en raison du nombre limité de chambres, il est acceptable de regrouper les personnes avec COVID-19 au même endroit, en gardant toujours une distance minimale de 1,5 mètre entre les lits.

Dans les cas suspects, les résultats des tests doivent être attendus avant de les placer dans ces chambres partagées, car beaucoup peuvent avoir d'autres maladies respiratoires non liées à ce virus.

-Quelles conditions devraient avoir ces chambres d'isolement?

Ces espaces doivent avoir des matériaux adéquats pour le lavage et l'hygiène des mains, une ventilation, des conteneurs de déchets appropriés et des panneaux indicateurs sur la porte et à l'intérieur, indiquant qu'il s'agit d'une zone d'isolement.

En revanche, des mesures d'hygiène et de désinfection spécifiques doivent être prises et l'entrée ne doit être autorisée qu'au personnel autorisé.

-Comment éviter la contagion dans les centres hospitaliers?

Ces centres doivent suivre strictement l normes d'hygiène et de contrôle des infections pour réduire les risques de transmission. Cela comprend les mesures de protection individuelle, l'hygiène des mains, la désinfection de l'environnement et la gestion des déchets, entre autres actions.

En revanche, toute personne visitant ces hôpitaux devrait porter un masque et éviter tout contact étroit avec les patients présentant des symptômes de maladies respiratoires. Ils doivent également se laver les mains avec du savon ou un désinfectant à base d'alcool, se couvrir le nez et la bouche avec des mouchoirs jetables lors de la toux ou des éternuements et suivre le reste des soins préventifs dans ces cas.

86. Soins intensifs et ventilation assistée

- Comment est le traitement pour la COVID -19?

Il n'existe actuellement aucun vaccin ou traitement antiviral spécifique contre ce virus. S outefois, les patients peuvent recevoir des soins médicaux pour soulager les symptômes. La plupart des personnes infectées par le virus se rétablissent à l'aide de ces mesures de soutien.

-Quels sont les soins prodigués à ces patients?

Lorsque le patient est admis, il est placé sur un lit au repos et maintenu bien hydraté et équilibré, surveillant constamment ses signes vitaux et la saturation en oxygène.

Le sang, l'urine, la protéine C-réactive (PCR), les indicateurs biochimiques et les tests de fonction de coagulation sont généralement effectués pour vérifier qu'ils respectent les paramètres normaux.

L'analyse des gaz du sang artériel et des tests d'imagerie de la poitrine sont également effectués périodiquement.

-Quel est le traitement en cas de modification de la saturation en oxygène?

Lorsque cette valeur est inférieure à 90 pour cent, une oxygénothérapie supplémentaire est appliquée, qui peut inclure un cathéter nasal, un masque à oxygène, une oxygénothérapie transnasale à haut débit et une ventilation mécanique non invasive ou invasive, entre autres possibilités.

Dans les cas où l'insuffisance respiratoire aiguë hypoxémique ne répond pas au traitement conventionnel, une canule nasale à haut débit (HFNC) et une ventilation à pression positive non invasive (NIPPV) peuvent être utilisées.

87. Mesures générales et immunologiques de soutien

-Quelles sont les mesures de soutien général et immunologique suivies avec ces patients?

Comme je l'ai déjà dit ces patients sont régulièrement surveillés afin d'identifier et de traiter les complications associées au virus, tels que le syndrome respiratoire aigu de détresse (ARDS), la septicémie et le choc septique.

Il existe des cas dans lesquels on leur propose une oxygénothérapie, un remplacement liquidien ou des traitements antibactériens. Des antiviraux et d'autres thérapies associées sont également testés chez certains patients.

-Que cherchez-vous avec ces mesures?

Cela vise à attaquer les deux principales composantes de la maladie. D'une part, l'infection virale elle-même, pour laquelle certains médicaments sont testés, et d'autre part, lorsque la pneumonie progresse, une inflammation sévère des poumons, qui est tentée de contrôler avec des médicaments pour le processus immunitaire et inflammatoire.

88. Antiviraux, antibiotiques et stéroïdes

-Y a-t-il des médicaments pour prévenir ou traiter l'infection par COVID -19?

À l'heure actuelle, aucun médicament spécifique n'est recommandé pour prévenir ou traiter cette maladie. Cependant, certains traitements sont à l'étude et plusieurs essais cliniques sont en cours pour tester leur efficacité.

- Sont -ils des antibiotiques efficaces pour traiter la COVID -19?

Non. Les antibiotiques ne sont efficaces que contre les infections bactériennes. Cette maladie est causée par un virus, donc ces médicaments ne fonctionnent pas contre lui.

Cependant, pendant l'hospitalisation, le patient peut recevoir des antibiotiques pour l'empêcher de contracter des infections bactériennes secondaires.

- Est - il un traitement antiviral efficace contre la COVID -19?

À l'heure actuelle, il n'existe aucune thérapie antivirale éprouvée qui fonctionne contre ce virus. Cependant, plusieurs tests sont en cours pour analyser l'utilisation de divers médicaments.

Des études préliminaires avec certains de ces médicaments ont montré une réduction de la charge virale chez les patients affectés par la COVID -19. Cependant, les preuves ne sont pas encore définitives et des recherches supplémentaires sont nécessaires.

-Quels sont les médicaments testés?

Ceux - ci comprennent la chloroquine et h idroxicloroquinadeux antipaludéens également utilisés pour traiter lesmaladies auto - immunes telles que le lupus et certains types d'arthrite.

En outre remdesivir, un médicament expérimental développé à l'origine pour traiter le virus é balle; et l opinavir / ritonavir, une combinaison d'antirétroviraux utilisés pour le VIH.

D'autres tests portent sur l'itérferon bêta b1, une molécule produite par l'organisme lui-même pour lutter contre les infections virales et qui aide à réguler l'inflammation; et colchicine, un agent puissant anti - inflammatoire utilisé dans le traitement et la prévention de la goutte et la fièvre méditerranéenne familiale.

Les autres médicaments étudiés sont o seltamivir, r ibavirine, p encyclovir, n itazoxanide, n afamostat, t ocilizumab, azithromycine, corticostéroïdes etinmunoglobuline IV.

-Pourquoi les anciens médicaments antiviraux sont-ils utilisés comme preuves dans ces traitements?

Cette mesure est particulièrement efficace car ce sont des remèdes dont le profil de sécurité, les effets secondaires, la posologie et les interactions pharmacologiques sont connus, ce qui faciliterait leur mise en œuvre s'ils sont efficaces.

-Qu'est-ce que les corticostéroïdes?

Les corticostéroïdes sont des médicaments similaires aux hormones produites par les glandes surrénales. Ils sont utilisés pour réduire l'inflammation et dans de nombreux cas affectent un système immunitaire l.

Ce sont généralement des médicaments très puissants qui provoquent des effets secondaires, pour lesquels en cas d'utilisation, ils sont généralement indiqués pour de courtes périodes.

- Dans quels cas de COVID -19 l'utilisation de corticostéroïdes est-elle suggérée?

Ces médicaments sont recommandés pour les patients atteints du syndrome de détresse respiratoire aiguë recevant une ventilation mécanique. Cependant, leur efficacité dans le cadre d'un traitement contre la COVID -19 est pas encore définitivement confirmé.

89. Vaccins actuels et futurs

- Est - il un vaccin actuellement contre la COVID -19?

Non. À l'heure actuelle, il n'existe aucun vaccin contre ce virus.

-Les vaccins contre la pneumonie protègent-ils contre cette maladie?

Non. Les vaccins contre la pneumonie, comme le vaccin contre le pneumocoque et *Haemophilus influenzae de* type B (Hib), ne protègent pas contre le nouveau coronavirus.

Cependant, même si elles ne sont pas efficaces contre la COVID-19, il est recommandé de nombreux patients à les prendre pour maintenir une bonne santé.

- Pendant combien de temps il pourrait prendre pour développer un vaccin contre la COVID-19?

On estime que son développement peut prendre entre 6 mois et un an et demi.

Les délais sont généralement beaucoup plus longs, mais il est possible que dans cette situation de crise mondiale, les organismes de réglementation internationaux aient plus de latitude pour l'approuver.

90. Contrôle des maladies chroniques

-Comment est le contrôle des patients chroniques en période de COVID-19?

Ces patients doivent faire très attention car le virus est généralement plus grave chez ceux qui souffrent de maladies chroniques.

Pendant cette période, il est recommandé d'éviter d'aller à l'hôpital et de ne le faire qu'en cas d'urgence, afin de réduire les risques d'infection.

Par exemple, de nombreux contrôles réguliers de vos affections peuvent être effectués à distance, en consultant le médecin par téléphone ou par vidéoconférence.

Dans les cas où il est nécessaire de se rendre dans un centre hospitalier, il est important qu'ils établissent un calendrier à l'avance pour limiter la durée de la visite et prendre toutes les mesures de protection disponibles.

91. Vitamines et nutrition

-Quels soins nutritionnels sont recommandés pendant l'épidémie de COVID -19?

Pendant cette période, il est particulièrement important d'avoir une alimentation équilibrée et de manger quotidiennement des aliments riches en protéines comme le poisson, la viande, les œufs, le lait, les légumineuses et les noix. Fruits et légumes frais également.

En outre, vous devez boire au moins un litre et demi d'eau par jour.

-Quels aliments devraient être évités pendant la pandémie?

Pendant cette période, il est recommandé d'éviter le jeûne, les régimes amaigrissants et la consommation d'aliments crus, de viande d'animaux sauvages ou de produits peu connus.

- *Des suppléments vitaminiques sont-ils recommandés?*

Pendant la durée de la pandémie, le régime alimentaire peut être complété par des multivitamines, des minéraux et de l'huile de poisson des grands fonds.

En revanche, la supplémentation en vitamine D pourrait aider à prévenir les infections respiratoires aiguës.

92. Gestion du stress social et individuel

-Qu'est-ce que le stress?

Le stress est un sentiment de fatigue et de tension physique ou émotionnelle qui survient en réponse à une situation difficile, à une demande ou à une pensée pour y faire face.

Il peut provoquer divers troubles mentaux et physiques, ainsi que de la frustration, de la colère et de la nervosité.

-Quels sont ses effets?

Leurs effets les plus courants sont la douleur est la tête et la poitrine, la tension musculaire, la fatigue, leschangements dans le désir sexuel, l'estomac bouleversé et les troubles du sommeil.

À son tour, il peut également affecter l'humeur et générer de l'anxiété, de l'agitation, un manque de motivation, de l'irritabilité, de la colère et de la tristesse.

Une autre conséquence est les comportements compulsifs, tels que la consommation excessive de nourriture, la toxicomanie, l'alcoolisme et le tabagisme.

-Que puis-je faire pour gérer le stress pendant la quarantaine?

La quarantaine génère inévitablement un quota de tension, car elle implique un changement de routine et une situation nouvelle et incertaine.

Dans ce cadre, il est important de maintenir autant que possible les coutumes quotidiennes, telles que les heures où nous nous levons, mangeons et nous endormons.

Un autre point clé est de ne pas s'isoler. Même à distance, il est essentiel de rester en contact avec la famille et les amis, que ce soit par le biais d'appels, de messages ou de vidéoconférences. L Les liens sont un grand stress coussin et l'aide à ne pas se sentir seul.

D'autre part, il est recommandé de pratiquer des techniques de relaxation, de manger sainement, d'être physiquement actif, de se reposer convenablement et d'éviter l'abus de drogues et d'alcool.

-Que pouvons-nous ne pas paniquer pendant la pandémie?

En plus de ce qui précède, nous devons doser la quantité d'informations auxquelles nous sommes exposés.

Au cours de ces situations, de nombreusesnouvellesalarmantes et de fausses rumeurs ont tendance à se propager, ce qui peut générer un plus grand sentiment de peur, d'anxiété et d'angoisse. Par conséquent, il est important de rester informé par des moyens fiables et seulement quelques fois par jour afin de ne pas être saturé.

Enfin, il est essentiel de se concentrer sur des activités récréatives et agréables, comme écouter de la musique, lire ou regarder des films, pour garder la tête occupée et avoir des pensées positives.

-Quelles sont les recommandations pour aider les jeunes enfants à ce stade?

Les réactions des enfants dépendront en grande partie des actions des parents. Si les adultes sont nerveux et tendus, ils le transmettront à leurs enfants. Il est donc important de rester calme et de créer un sentiment de calme.

Les enfants ne doivent pas être cachés de ce qui se passe. La situation doit plutôt leur être expliquée avec les bons mots et le bon ton pour leur âge respectif.

De plus, pendant cette période, il est essentiel de maintenir autant que possible les routines familiales et de les encourager à mener des activités récréatives et récréatives qui les aident à exprimer leurs sentiments de manière positive.

Dans de telles situations, il est normal que les enfants à chercher plus dépendance et plus exigeant de parent, donc vous devez être patient et compréhensif.

93. Traitements naturels et traditionnels

-Y at - il des traitements naturels traditionnels pour prévenir ou guérir la COVID -19?

À l'heure actuelle, il n'existe aucune preuve de thérapies de ce type qui guérissent ou préviennent la maladie.

Cependant, certains traitements naturels ou traditionnels peuvent aider à soulager certains des symptômes causés par la COVID -19.

-Quelles herbes chinoises d'usage courant ont été utilisées contre ce virus?

Certaines des formulations à base de plantes utilisées étaient rhizome phragmitis (gène lu), rhizome Imperatae (gène Baimao), radix angelicae dahuricae (Baizhi),rhizome Atractylodis Macrocephalae (Baizhu),rhizomeAtractylodis (cangzhu), Honeysuckle (jinyininel hua), herba pogostemonis (Huoxiang), radix et rhizoma rhodiolae crenulatae (hongjingtian),rhizomedryopteridiscrassi rhizomatis (Guanzhong),rhizomepolygonicuspidati (huzhang), fructustsaoko (cao gutaciu), foliummori (sang e), radix astragali praeparata (Huangqi), radix ligustici brachylobi (croc feng) et herba eupatorii (peilan).

Cependant, ces types de formules ne doivent être utilisés que sous la direction de médecins spécialisés.

- L'ail peut aider à prévenir l -Comer à COVID -19?

L'ail est un aliment sain qui peut avoir certaines propriétés antimicrobiennes. Cependant, pour le moment, il n'y a aucune preuve que le manger aide à prévenir cette condition.

Partie IX. Précaution individuelle et collective

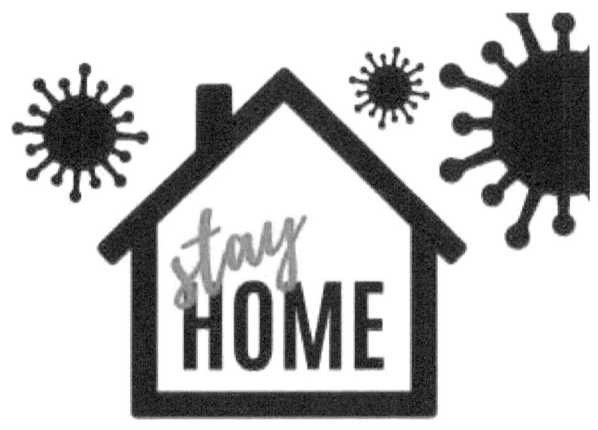

94 . Soins météo

- Docteur Mario, est-il vrai que l à COVID -19 ne peut pas être transmis dans les zones avec un temps très chaud?

Non. Les recherches effectuées jusqu'à présent indiquent que le virus peut être transmis dans n'importe quelle région, y compris dans les climats chauds et humides. Par conséquent, il est important de prendre toutes les mesures de protection et de soins nécessaires, quelles que soient les conditions climatiques du lieu où vous vivez.

-Est-il vrai que l'exposition au soleil ou à des températures élevées empêche la contagion?

Non, c'est également faux. Le virus peut être contracté même les jours très chauds et très chauds.

- L'exposition au froid intense et à la neige peut-elle tuer le virus?

Non. En général, le corps humain maintient sa température autour de 36,5 et 37 grammes, quelles que soient la température extérieure ou les conditions météorologiques du lieu où se trouve la personne. Il est donc inutile de vous exposer à un froid intense ou à de la neige.

-Est-ce que le bain avec de l'eau chaude prévient l'infection par COVID -19?

Non Bañarse dans pas d'eau chaude fournit pas de protection contre le virus. La température corporelle restera également la même quelle que soit la température de l'eau.

95. L'utilisation et le type de m à mascaras

- Est- il nécessaire de porter des masques pour se protéger de façon permanente de l à COVID -19?

Initialement, la recommandation était l'utilisation de masques par ceux qui présentent des symptômes de la maladie ou qui ne soignent pas ou ne sont pas en contact avec une personne malade, sans avoir besoin d'être utilisés par toute la communauté. Cependant, récemment en raison du nombre élevé d'infections, plusieurs organismes comme la FDA aux États-Unis, recommandent de porter des masques et même mentonnière de la maison - faites pour la protection.

Ces masques sont jetables et ne peuvent être utilisés qu'une seule fois, il est donc important de les utiliser de manière rationnelle pour éviter qu'ils ne s'épuisent.

-Quelle est la bonne façon d'utiliser ces masques?

Avant de toucher le masque, lavez-vous les mains à l'eau et au savon ou avec un désinfectant à base d'alcool. Ensuite, vous devez l'inspecter soigneusement pour les larmes ou les trous.

Lors de la pose, le bon côté doit être orienté vers l'extérieur, qui est généralement coloré. Il doit couvrir à la fois la bouche et le menton et le nez.

La jugulaire doit être changée dès qu'elle est mouillée. Lors de son élimination, les bandes élastiques doivent être retirées de derrière les oreilles, loin du visage et des vêtements pour éviter de toucher les surfaces potentiellement contaminées. Ensuite, il doit être jeté dans un récipient fermé.

Enfin, après manipulation, vous devez à nouveau vous laver les mains.

- Combien de types de masques existe-t-il?

Il existe 3 types principaux. Certains sont les respirateurs N95 / KN95, qui filtrent 95% des particules avec un diamètre aérodynamique supérieur ou égal à 0,3 µm.

D'autres sont des masques chirurgicaux jetables, qui ont 3 couches de protection. Le filtre externe empêche les gouttes de pénétrer dans le masque, le filtre interne bloque 90% des particules d'un diamètre supérieur à 5 µm et le filtre interne en contact avec le nez et la bouche absorbe l'humidité.

Enfin, il y a les jugulaires en coton, qui sont lourdes et ne s'adaptent pas bien au visage, donc elles ne sont pas très efficaces contre les virus.

-Quand faut-il remplacer un masque?

Tous les types de masques doivent être remplacés régulièrement. Surtout lorsqu'il est difficile de respirer à travers, lorsqu'il est endommagé, lorsqu'il ne peut pas s'adapter correctement au contour du visage, lorsqu'il est contaminé par du sang ou des gouttes respiratoires ou après avoir maintenu le contact avec un patient infecté.

96. Lavage des mains

-Pourquoi est-il important de se laver les mains fréquemment pour éviter la contagion?

Le lavage des mains est la clé parce que lorsque vous avez terminé avec du savon et de l'eau ou à l' aide d' un alcool - à base de main désinfectant pour les mains a été tué n le virus qui peut être sur eux.

Les mains sont un foyer important de transmission par l'eau, la nourriture, le sang, les gouttes respiratoires, le tube digestif et le contact direct et indirect.

-Comment devez-vous vous laver les mains?

Pour le lavage efficace doit être appliqué beaucoup de savon et frotter la paume s pour générer un grand nombre de mousse. Ensuite, cela doit être passé entre les doigts, sous les ongles et le côté extérieur des mains.

Ensuite, vous devez frotter le bout des doigts plusieurs fois contre vos paumes, y compris vos pouces. Enfin, vous devez frotter les poignets avec la main opposée et rincer à grande eau.

Le lavage doit durer au moins 20 secondes.

-Quels sont les moments clés de l'hygiène des mains?

Il est essentiel de se laver les mains après avoir éternué ou toussé; après avoir été en contact avec une personne infectée; avant, pendant et après la cuisson; avant de manger; après être allé aux toilettes; après avoir touché un animal; en atteignant la maison et après avoir touché les boutons de l'ascenseur, les poignées de porte et les rampes d'escalier, entre autres moments.

97. Alcool et antibactérien

-Comment pouvons-nous nous laver les mains s'il n'y a pas d'eau disponible?

Dans ces cas, un désinfectant pour les mains à base d'alcool à 75% peut être utilisé, ce qui est efficace pour inactiver le virus.

-Comment appliquez-vous le gel désinfectant pour les mains?

Il est appliqué sur la paume d'une main et frotte sur toute la surface des mains et des doigts jusqu'à ce qu'il soit sec. Ce processus devrait prendre au moins 20 secondes.

-Est-ce que l'alcool à 75% est également efficace pour désinfecter les surfaces et les objets?

S i. 75 % d'alcool, de chloroforme, de formaldéhyde, de désinfectants contenant du chlore, de l'acide peracétique et des rayons ultraviolets peuvent inactiver le virus, donc le nettoyage des surfaces et des objets avec de l'alcool peut prévenir l'infection.

-Est-ce que la pulvérisation d'alcool ou de chlore sur le corps tue le virus?

Non, cela est inutile car le virus se trouve à l'intérieur du corps. La pulvérisation d'alcool ou de chlore peut endommager les vêtements et les muqueuses des yeux et de la bouche, ce qui les rend dangereux.

Son utilisation n'est efficace que pour désinfecter les surfaces et les objets.

-Le rinçage régulier du nez avec une solution saline aide-t-il à prévenir l'infection par COVID -19?

Non. Rien n'indique que cette pratique protège contre l'infection.

98. Mode de vie, exercice et santé mentale

-Quel style de vie est recommandé pendant la pandémie?

À l'heure actuelle, il est important de bien manger, de faire de l'exercice régulièrement et de se reposer suffisamment au moins 7 heures par jour.

En revanche, il est nécessaire de maintenir une bonne hygiène et de ventiler fréquemment les pièces.

Enfin, il est recommandé de ne pas trop travailler, de faire des activités de détente et de loisirs et d'éviter les endroits bondés.

-Pourquoi est-il important de faire de l'exercice régulièrement?

La pratique de l'activité physique aide à améliorer la santé générale, la qualité de vie et le sommeil. Il vous permet également de maintenir un poids adéquat, collabore à la gestion du stress et réduit les risques de contracter certaines maladies, telles que le diabète de type 2, les problèmes cardiovasculaires, l'obésité, l'ostéoporose, les douleurs articulaires et le cancer du sein et du côlon.

-Quelle routine d'exercice est recommandée pendant la pandémie?

Pendant ce temps, un programme complet et constant est recommandé dans lequel chaque partie du corps est exercée, augmentant progressivement l'intensité.

Si, en raison de la mise en quarantaine, il n'est pas possible d'aller à l'extérieur ou d'aller dans une salle de sport, il est recommandé de rechercher sur Internet les routines d'entraînement à faire à la maison.

-Que pouvons-nous faire pour nous préparer mentalement à faire face à la pandémie?

Pendant cette étape, il est compréhensible de ressentir un peu d'anxiété et de peur. Il est t ou est naturel et ne pas se sentir coupable de vivre ces émotions.

Au contraire, vous devez trouver un moyen de vous défouler, de vous distraire et de soulager l'anxiété.

La pratique régulière d'une activité physique; l'utilisation de techniques de relaxation telles que la méditation, le yoga, l'acupuncture ou le massage; passer plus de temps avec la famille et les amis; récompenser et effectuer des activités telles que la lecture, l' écoute de la musique, le dessin ou apprendre à jouer un instrument de musique peut aider à gérer le stress.

Si la peur et l'anxiété deviennent insupportables, demandez un soutien professionnel.

99. Ventilation des maisons et des pièces

-Pourquoi est-il important de ventiler la maison?

Les environnements de la maison et le lieu de travail ont tendance à rester fermés et, en particulier pendant l'hiver et basse température jours. Cela rend la contamination de l'air ambiant rapidement en raison du confinement et les activités qui ont lieu à l'intérieur, comme la cuisine.

-Quelle doit être la ventilation d'un espace?

Si l'air extérieur est bon, il est recommandé de ventiler au moins trois fois par jour, le matin, l'après-midi et le soir. La ventilation doit être maintenue pendant au moins 15 à 30 minutes.

100. Soins en quarantaine

-Quels soins spéciaux doivent être suivis pendant la quarantaine?

Pendant la quarantaine, évitez d'aller à l'extérieur et maintenez autant que possible le contact en face à face avec les autres.

De plus, les soins préventifs doivent être suivis au maximum, liés au lavage fréquent des mains et à la désinfection des surfaces et des objets.

D'autre part, une bonne hygiène personnelle et domestique doit être maintenue, et un nez et une bouche doivent être recouverts d'un mouchoir jetable lors de la toux ou des éternuements.

101. Foyers pour personnes âgées et handicapées

-Quels soins spéciaux doivent être suivis dans les maisons de retraite et les handicapés?

Dans ces centres, les activités de plein air, l'entrée de nouveaux résidents et les visites de la famille et des amis devraient être limitées pour réduire les risques de contagion.

D'autre part, le lieu doit prendre des mesures extrêmes d'hygiène, de désinfection et de protection personnelle et environnementale.

De plus, les travailleurs doivent être formés sur la façon de prévenir, de contrôler et d'identifier les cas de COVID-19. Ceux-ci, à leur tour, doivent éduquer et promouvoir les soins parmi les résidents.

Si un infecté est détecté, il doit être isolé et mis en quarantaine immédiatement pour empêcher sa transmission à d'autres.

102. Marchés et supermarchés

-Quel soin faut-il prendre sur les marchés et les supermarchés pour éviter la contagion?

Dans ces cas, il est conseillé de planifier vos achats à l'avance et de tout acheter à la fois afin de ne pas avoir à vous rendre plusieurs fois au même endroit.

Dans les locaux, il est recommandé d'éviter les heures les plus chargées et de toujours maintenir une distance de sécurité de deux mètres avec les autres clients.

Il est important de ne pas parler de nourriture, encore moins de tousser ou d'éternuer.

En outre, vous devez apporter des sacs d'achat propres s pour éviter l'utilisation des chariots et supermarché paniers et cartes de débit pour éviter d'avoir à jouer des notes et des pièces de monnaie.

103. Restaurants et salles à manger

-Quel soin faut-il prendre dans les restaurants et salles à manger?

Dans ces espaces, il est conseillé de manger en dehors des heures habituelles pour éviter la foule.

Si vous êtes accompagné, pendant les repas, vous devez éviter les contacts et les conversations en face à face. Aussi le bureau, pour réduire au maximum le séjour à l'endroit.

D'autre part, il est conseillé d'utiliser des assiettes, verres et couverts personnels ou jetables qui ne sont pas partagés avec d'autres. De plus, vous devez vous laver les mains avant et après avoir mangé.

Le personnel travaillant dans les restaurants et les cantines doit porter des masques et des gants ainsi qu'un équipement de protection régulier. À leur tour, quotidiennement, ils devraient prendre leur température et rechercher les symptômes liés au virus, tels que la toux, la diarrhée ou des problèmes respiratoires pour éviter d'affecter la sécurité alimentaire.

Enfin, dans ces lieux, les mesures d'hygiène, de nettoyage et de désinfection doivent également être extrêmes.

104. Cinémas et théâtres

-Quels soins faut-il prendre dans les cinémas et les théâtres?

Pendant la pandémie, il est recommandé d'éviter les visites dans des lieux surpeuplés et mal ventilés tels que les cinémas et les théâtres.

Si nécessaire, portez un masque facial et gardez autant de distance que possible du reste des spectateurs.

En revanche, les organisateurs de ces espaces doivent garantir l'hygiène quotidienne, la ventilation et la stérilisation des chambres.

105. Ascenseurs et escaliers

-Quels soins faut-il prendre dans les ascenseurs et les escaliers?

L'ascenseur doit être emprunté avec le moins de personnes possible et portant un masque de protection. L'idéal est de voyager un par un et, s'il est plein, il vaut mieux attendre le prochain.

De préférence, l'utilisation d'escaliers est recommandée pour passer d'un étage à un autre.

De retour à l'ascenseur, les boutons doivent être pressés avec un mouchoir jetable et les portes doivent être maintenues ouvertes plus longtemps pour augmenter la ventilation. De plus, son intérieur doit être nettoyé et désinfecté régulièrement.

En ce qui concerne les escaliers, vous devez respecter la distance des autres personnes et vous n'avez pas à toucher les balustrades ou les mains courantes, ou à le faire avec des gants jetables.

106. Transports publics et privés

-Quel soin doit-on apporter au transport?

Dans les transports publics devrait être utile pour hisser un masque de protection. De plus, dans le cas où vous devez attendre l'arrivée du bus ou du métro, vous devez éviter de vous asseoir sur les bancs et de garder une distance de sécurité avec les autres personnes.

Si le véhicule arrive et est plein, il est recommandé d'attendre le prochain. Lors du paiement, vous devez de préférence utiliser des cartes prépayées ou apporter la monnaie exacte, de sorte que vous n'avez pas à échanger de l'argent avec le collectionneur.

À l'intérieur du bus, si possible, asseyez-vous sur des bancs vides sans personne à côté de vous. À son tour, avant de s'accrocher aux rails de sécurité, il est conseillé de se nettoyer les mains avec de l'alcool de gel.

Une fois le voyage terminé, vous devez vous laver à nouveau les mains à l'eau et au savon.

107. Vols et aéroports

-Quels soins faut-il prendre sur les vols et les aéroports?

Idéalement, évitez de voyager pendant la pandémie.

Dans le cas où vous devriez le faire, il est recommandé de *s'enregistrer en* ligne avant d'aller à l'aéroport et de télécharger la carte d'embarquement sur votre téléphone portable pour éviter la manipulation du papier, le contact avec d'autres personnes et la perte de temps.

En revanche, il est conseillé d'éviter d'utiliser les toilettes de l'aéroport et de l'avion.

Une fois dans le siège, il est recommandé de désinfecter les ceintures, les accoudoirs, les tables inclinables et l'écran tactile avec du gel d'alcool et d'activer les grilles de ventilation.

108. Ports et croisières

-Que faut-il faire attention dans les ports et les bateaux de croisière?

Idéalement, évitez de faire des croisières pendant la pandémie.

Si vous le devez, restez dans votre cabine le plus longtemps possible. Dans les lieux communs, gardez une distance de plus de deux mètres avec les autres passagers. Dans la salle à manger, utilisez vos propres assiettes et couverts jetables. Lavez-vous les mains fréquemment et suivez les conseils généraux pour prévenir le virus.

109. Écoles et universités

-Quels soins faut-il prendre dans les écoles et les universités?

Dans ces établissements, les étudiants et les enseignants doivent être sensibilisés aux mesures de prévention, de contrôle et de sécurité à travers des causeries et des formations.

De plus, des protocoles d'action doivent être établis pour détecter les cas possibles et garantir que les personnes infectées entrent en quarantaine. Cela peut inclure un examen quotidien des élèves et des enseignants pour détecter les symptômes.

D'un autre côté, le personnel de nettoyage devrait accroître l'hygiène, la ventilation et la désinfection des salles de classe et des articles à usage public.

Les réunions et activités de groupe doivent également être découragées. Dans les salles de classe, les élèves doivent s'asseoir séparément, en gardant une distance suffisante les uns des autres.

Enfin, les horaires devraient être organisés dans les gymnases, les bibliothèques, les laboratoires et les salles à manger afin qu'il y ait le moins de monde possible à la fois.

Partie X. Résumé des faits et des controverses cliniques.

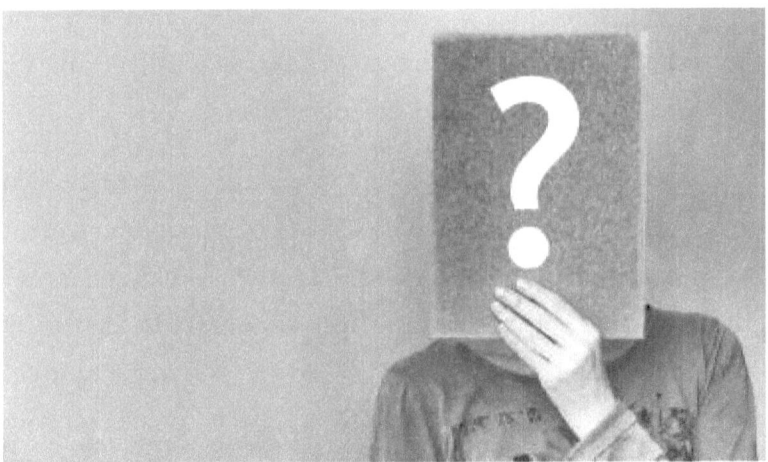

Dans cette dernière partie du livre, nous vous dédierons à répondre à certaines questions, ainsi qu'à clarifier les doutes et les mythes concernant les mesures de prévention, le diagnostic, les symptômes, les complications, l'immunité et les traitements.

Le lavage des mains avec du savon, de l'hypochlorite de sodium et de l'alcool antiseptique élimine le virus.

C'est vrai. Le lavage des mains est très important parce que lorsqu'il est fait avec du savon et de l'eau ou en utilisant un désinfectant à base d'alcool, les virus qui peuvent être présents sont tués.

La quarantaine, la distance sociale et l'utilisation de masques éviteront de nous infecter.

C'est vrai. Ces mesures servent à réduire le potentiel de transmission de maladies. S'ils sont appliqués correctement et à grande échelle, la distance sociale, la quarantaine et l'utilisation de masques brisent ou diminuent la chaîne de contagion. Cela aide à protéger le public vulnérable et réduit le fardeau des soins dans les hôpitaux, évitant l'effondrement du système de santé.

Les personnes qui ont le virus sans symptômes peuvent le transmettre.

C'est vrai. Il est prouvé que les patients asymptomatiques peuvent transmettre la maladie. C'est pourquoi il est important que même sans montrer de signes, ils respectent la quarantaine.

Il s'agit d'une simple grippe qui attaque les personnes âgées avec de faibles défenses.

Faux. Ce virus est 30 fois plus meurtrier que la grippe commune et presque deux fois plus contagieux. Il attaque également les personnes de tous âges.

Seules les personnes âgées et les personnes ayant déjà souffert de problèmes de santé se compliquent et meurent.

Faux. S'il est vrai que les personnes âgées et celles ayant déjà souffert de problèmes de santé présentent des risques beaucoup plus importants, il y a également eu des cas de patients qui n'avaient pas de problèmes de santé antérieurs et qui ont subi des complications. Il est donc important que nous prenions tous soin de nous.

Les enfants et les jeunes en bonne santé sont moins sensibles au virus.

C'est vrai. Des recherches préliminaires montrent que les enfants et les jeunes en bonne santé sont moins susceptibles.

Il y a une différence entre la réponse inflammatoire protectrice et la réponse hyperinflammatoire.

C'est vrai. Lorsqu'une attaque par une bactérie ou un virus se produit, le système immunitaire peut activer une réponse inflammatoire protectrice comme mécanisme de défense. Dans ces cas, le tissu endommagé libère des produits chimiques qui provoquent une inflammation. Cela aide à isoler la substance étrangère et attire les globules blancs pour la détruire.

Cependant, cette réponse peut parfois être sévère et hyperinflammatoire. Les produits chimiques que le même organisme libère dans le flux sanguin peuvent provoquer des changements qui endommagent plusieurs systèmes corporels et aggravent la condition.

L'une des complications les plus graves est «la tempête des cytokines et la lymphohistiocytose hémophagocytaire».

C'est vrai. La tempête de cytokines est une réaction immunitaire grave dans laquelle trop de cytokines sont libérées dans le sang par le corps trop rapidement. Ces protéines jouent un rôle important dans les réponses immunitaires, mais peuvent être nocives lorsqu'elles sont produites en grande quantité.

Dans les cas de COVID -19, certains patients répondent au virus par une tempête de cytokines, exacerbant leur état en provoquant une défaillance de plusieurs organes.

La lymphohistiocytose hémophagocytaire, quant à elle, est une maladie rare dans laquelle les histiocytes et les lymphocytes (types de globules blancs) s'accumulent dans les organes et détruisent d'autres cellules sanguines. Le déclencheur peut être une infection comme la COVID -19- et affecte principalement les personnes qui sont déficients dans l'immunité, maladies auto - immunes ou le cancer.

Le virus pénètre dans les cellules du corps par l'intermédiaire du récepteur de la CEA-II.

C'est vrai. L'axe rénine-angiotensine-aldostérone est un système hormonal qui régule la pression artérielle, le volume extracellulaire corporel et l'équilibre du sodium et du potassium dans le corps.

La rénine est sécrétée par les cellules de l'appareil juxtaglomérulaire du rein. Il catalyse le mouvement de l'angiotensinogène, une glycoprotéine sécrétée dans le foie, en angiotensine I. À son tour, il est converti en angiotensine II par l'action de l'enzyme connue sous le nom d'ACE-2 ou ACE-2 dans les poumons et d'autres tissus, et organes.

L'une des façons dont le nouveau virus pénètre dans les cellules du corps est d'utiliser l'enzyme ACE-2 ou ECA-2 comme récepteur.

L'arrêt des traitements pour l'hypertension, le diabète et la polyarthrite rhumatoïde aide à lutter contre le virus.

Faux. Ces patients doivent poursuivre leurs traitements et intensifier les contrôles et les mesures préventives. Ils ne doivent en aucun cas suspendre leurs médicaments ou s'automédicament sans la supervision d'un professionnel. L'adhésion au traitement est encore plus importante en ces temps.

Il n'y a actuellement aucune preuve pour justifier l'arrêt de ces médicaments, y compris les inhibiteurs de l'enzyme de conversion de l'angiotensine ACE et les bloqueurs des récepteurs de l'angiotensine (ARB), utilisés par exemple pour traiter l'hypertension.

Perte d'odeur et de goût parmi les premiers symptômes.

Vrai dans certains cas. Certains patients atteints de COVID-19 ont signalé des difficultés à détecter le goût et les odeurs. Bien que, pour le moment, la cause pour laquelle cela se produit ne soit pas connue, elle est à l'étude.

Ces personnes ont signalé une perte soudaine de leur sens gustatif et olfactif, même sans éprouver les symptômes les plus courants de la maladie, tels que fièvre, toux, maux de gorge ou difficulté à respirer. Ces signes semblent apparaître tôt dans l'infection, ils peuvent donc aider à détecter votre infection tôt.

Il existe des signaux d'alarme utiles pour les patients mineurs isolés dans votre maison afin d'éviter de mourir à la maison.

C'est vrai. Ces patients doivent contrôler la fièvre et contacter un médecin dans les cas où elle est supérieure à 38 degrés, ou lorsqu'ils ont des difficultés à respirer, une douleur ou une pression thoracique constante, des changements d'état mental, de la confusion, des troubles du réveil une teinte bleuâtre sur les lèvres ou le visage.

Il existe différents cours de pathogenèse, de clinique et de traitement entre les phases de COVID -19.

C'est vrai. En cas de maladie bénigne l n'ont pas de symptômes ou qui ont très doux - une petite toux, la fièvre en dessous de 38 degrés, la congestion nasale, malaise général. Ces patients ne nécessitent pas d'hospitalisation et peuvent récupérer et mettre en quarantaine à domicile.

En cas de maladie grave, les patients ont une fréquence respiratoire de plus de 30 respirations par minute; une saturation en oxygène du sang inférieure à 93%; un rapport Kirby ou PaO2 / FiO2 inférieur à 300; et des infiltrats pulmonaires supérieurs à 50% en 24 à 48 heures.

Lorsque la valeur de saturation en oxygène est inférieure à 90%, une oxygénothérapie supplémentaire est appliquée, qui peut inclure un cathéter nasal, un masque à oxygène, une oxygénothérapie transnasale à haut débit et une ventilation mécanique non invasive ou invasive, entre autres possibilités.

Si l'insuffisance respiratoire hypoxémique aiguë ne répond pas au traitement conventionnel, une canule nasale à haut débit (HFNC) et une ventilation à pression positive non invasive (NIPPV) peuvent être utilisées.

Dans les cas graves, les patients présentent une insuffisance respiratoire nécessitant une ventilation mécanique ou un choc septique. Le traitement comprend l'oxygénothérapie, le remplacement des fluides, les traitements antibactériens, les corticostéroïdes et les tests avec des antiviraux qui sont à l'étude.

Toutes les pneumonies nécessitent des radiographies, des ultrasons et des tomodensitogrammes.

Faux. Cependant, ces études fournissent des indicateurs intéressants à prendre en compte pour accélérer le diagnostic, commencer le traitement et isoler les patients si nécessaire, son utilisation est donc recommandée.

Le test de diagnostic moléculaire RT-PCR et les tests de diagnostic rapide pour le SRAS-CoV2 sont différents.

C'est vrai. Le test PCR cherche à détecter la présence d'une molécule d'acide ribonucléique (ARN), le matériel génétique du virus. Il a l'avantage d'être très spécifique, car il permet de différencier deux pathogènes très similaires.

De plus, ce test est très efficace, car il couvre le virus aux premiers stades de l'infection. Son inconvénient est que les résultats prennent entre 4 heures et deux jours.

Les tests rapides, quant à eux, utilisent des échantillons de sang pour détecter les anticorps produits contre la maladie, ou des échantillons respiratoires pour rechercher des protéines virales.

Contrairement à la PCR, ces tests sont utiles à partir du cinquième jour d'infection. Ils ont également l'inconvénient de ne pas être aussi efficaces et spécifiques. En tant que point de faveur, ils vous permettent d'obtenir les résultats en seulement 15 minutes.

La procalcitonine comme marqueur d'une infection bactérienne.

C'est vrai. Le niveau de procalcitonine (une protéine qui est produite dans le corps dans certains cas) dans le sang est généralement normal au début de la maladie mais augmente chez les patients qui nécessitent des soins intensifs. Par conséquent, il est recommandé d'effectuer des tests pour surveiller régulièrement cet indicateur, car il peut indiquer une complication secondaire d'une infection bactérienne.

La maladie peut provoquer des symptômes extrapulmonaires et une défaillance multi-organes.

C'est vrai. Lorsque le virus commence à se propager, il peut provoquer divers symptômes dans tout le corps. Il n'est pas clair si cela se produit à la suite d'une manifestation virale directe ou à cause de la réponse inflammatoire.

Certains signes communs sont la confusion mentale, le déclin cognitif et les crises dans le système nerveux central; insuffisance rénale et surrénale; myocardite cardiaque; et vascularite systémique.

Dans le cas d'une défaillance de plusieurs organes, elle est généralement causée par la tempête de cytokines.

Il existe des prédicteurs fiables de la gravité ou de la mortalité qui permettent de prendre des mesures médicales avancées.

C'est vrai. Les patients atteints de pneumonie sévère, de dyspnée et d'hypoxémie qui affectent plus de 50% des poumons en 24 à 48 heures nécessitent un traitement urgent pour empêcher la progression vers une septicémie, un choc septique et un syndrome de dysfonctionnement d'organes multiples.

À leur tour, au sein de ces prédicteurs se trouvent la fréquence respiratoire de plus de 30 respirations par minute; saturation en oxygène du sang inférieure à 93%; un rapport Kirby ou PaO2 / FiO2 inférieur à 300; et des infiltrats pulmonaires supérieurs à 50% en 24 à 48 heures.

L'oseltamivir et d'autres antiviraux peuvent être des traitements.

Faux. À l'heure actuelle, il n'existe aucune thérapie antivirale éprouvée qui fonctionne contre ce virus. Cependant, certains médicaments sont utilisés avec la procédure d'utilisation compassionnelle, réservée aux médicaments non encore approuvés utilisés chez les patients qui n'ont pas d'autre option thérapeutique.

L'oseltamivir est un antiviral utilisé pour traiter certains types d'infection de la grippe (un autre type de virus qui cause la grippe - comme le syndrome) et une partie des médicaments à l'essai contre la COVID -19. Il est recommandé pour les cas de maladie modérée.

L'ivermectine ou le nitazoxanide sont des médicaments pour traiter la maladie.

Faux. L'ivermectine est un médicament anthelminthique indiqué pour le traitement des parasitoses telles que la strongyloïdose, l'onchocercose et la gale. Il a été utilisé pour lutter contre le VIH, la dengue, la grippe, Zikay, entre autres affections.

Le nitazoxanide est un antiparasitaire utilisé pour traiter la diarrhée causée par le cryptosporidium ou giardia protozoaire. Les deux médicaments sont testés contre la COVID -19.

Le traitement des patients hospitalisés est l'azithromycine, la chloroquine et l'hydroxychloroquine.

Partiellement vrai. La chloroquine et l'hydroxychloroquine sont deux antipaludéens qui sont également utilisés pour traiter les maladies auto-immunes telles que le lupus et certains types d'arthrite. L'azithromycine, quant à elle, est un antibiotique.

Il étudie l'utilisation de ces médicaments associés à la COVID -19. Sa mise en œuvre est recommandée dans les cas où il existe des facteurs de risque évidents de progression de la maladie.

Parmi les effets indésirables de la chloroquine, des étourdissements, des maux de tête, des nausées, des vomissements, de la diarrhée, différents types d'éruptions cutanées et un arrêt cardiaque ont été identifiés.

L'utilisation de plasma frais ou d'immunoglobulines de patients récupérés peut aider à traiter d'autres patients et à prévenir les infections.

En étude. Ce traitement consiste à retirer le plasma sanguin des personnes qui se sont rétablies de la maladie pour traiter les patients gravement malades.

Ce plasma - qui est administré par transfusion - contient des anticorps capables d'attaquer le virus et d'aider les patients à récupérer plus rapidement.

L'interféron, les anticorps monoclonaux et les immunoglobulines intraveineuses sont des traitements.

En étude. L'interféron est une molécule produite par l'organisme lui-même pour combattre les infections virales et aider à réguler l'inflammation. Son utilisation chez les patients atteints de COVID -19 est recommandée pour les cas critiques.

Les anticorps monoclonaux sont des protéines utilisées par le système immunitaire pour identifier et neutraliser les objets étrangers, tels que les bactéries et les virus. Son utilisation pourrait bloquer la capacité du nouveau coronavirus à pénétrer les cellules.

L'immunoglobuline intraveineuse, quant à elle, est une substance fabriquée avec des anticorps extraits du sang de donneurs sains. Une dose précoce pourrait améliorer le pronostic des patients gravement malades atteints de COVID -19.

Les troponines et d'autres enzymes indiquent des lésions endothéliales, des lésions cardiaques et un infarctus aigu du myocarde.

C'est vrai. Les troponines élevées sont un marqueur des dommages myocardiques. À son tour, le test du marqueur cardiaque mesure la libération dans le sang de diverses enzymes qui aident à diagnostiquer une crise cardiaque.

L'insuffisance cardiaque se produit lorsque le muscle cardiaque ne pompe pas correctement le sang. Certaines affections, comme le rétrécissement des artères ou l'hypertension artérielle, laissent progressivement le cœur trop faible ou raide pour se remplir et pomper efficacement.

L'infarctus aigu du myocarde, également connu sous le nom de crise cardiaque, se produit en raison d'un apport sanguin insuffisant au cœur et du manque d'oxygène qui en résulte.

Les professionnels de la santé doivent se protéger davantage contre les arrêts cardiorespiratoires.

C'est vrai. L'arrêt cardiorespiratoire implique l'arrêt brutal et inattendu de la circulation sanguine et la respiration spontanée. Cela génère un manque d'oxygène pour les organes vitaux, endommageant en particulier le cerveau. Quand il cesse de recevoir de l'oxygène pendant 6-8 minutes, la mort de ses cellules se produit, produisant une situation irréversible.

Dans les procédures de réanimation, le personnel médical doit utiliser des masques N95, des écrans faciaux, des gants en latex, des vêtements isolants imperméables, des vêtements de protection et un respirateur, si nécessaire, comme mesures de protection.

En cas de chômage, améliorer les voies respiratoires avec: Ambu, masques laryngés et intubation endotrachéale.

C'est vrai. Pour améliorer la zone des voies respiratoires des patients qui ne respirent pas ou qui ont du mal à respirer par eux-mêmes, un réanimateur manuel appelé Ambu peut être utilisé. Il s'agit d'un masque de poche auto-expansible qui assure une ventilation à pression positive.

D'autres options sont de mettre un masque laryngé ou d'effectuer une intubation endotrachéale. Dans ce dernier cas, une sonde est placée dans la trachée par la bouche ou le nez.

En réanimation cardiaque, la séquence est la suivante: défibrillation, technique de massage cardiaque en pronation, médication.

Cela dépend de la cause de l'arrêt cardiaque. En cas d'arrêt cardiaque, une procédure de réanimation cardio-respiratoire en RCP immédiate doit être effectuée. La respiration de bouche à bouche est combinée à des compressions thoraciques pour fournir de l'oxygène aux poumons et maintenir la circulation sanguine jusqu'à ce que la respiration et les palpitations cardiaques puissent être rétablies.

Les soins avancés se poursuivent avec la défibrillation, dans laquelle un appareil est utilisé pour donner un choc électrique au cœur. Cela le fait s'arrêter momentanément puis reprendre son rythme normal.

Enfin, certains médicaments antiarythmiques peuvent également être nécessaires pour traiter l'urgence ou pour une thérapie à long terme.

Pour étudier les lésions cardiaques, un échocardiogramme, une angiographie coronarienne interventionnelle et une thrombolyse sont effectués.

C'est vrai. L'échocardiographie est un test qui crée des images du cœur et aide à diagnostiquer les défauts de l'organe.

Pour sa part, l'angiographie coronaire est une procédure dans laquelle un cathéter est inséré dans une artère du bras ou de l'aine, qui est soigneusement amenée au cœur, permettant de détecter l'obstruction du flux sanguin.

La thrombolyse, quant à elle, est un processus dans lequel les caillots sanguins se décomposent à l'aide de médicaments.

Il aide à l'effet immunomodulateur des statines, de la propolis, des gouttes homéopathiques et du lévamisole.

En étude. Les statines sont des médicaments qui abaissent le cholestérol et certaines graisses dans le sang, ce qui contribue à réduire les maladies cardiovasculaires. Ils ont également un effet immunomodulateur et anti-inflammatoire. Les preuves de leur rôle chez les patients atteints de COVID 19 sont rares.

La propolis est un matériau produit par les abeilles qui est utilisé pour traiter l'enflure et les plaies à l'intérieur de la bouche. Son utilisation pourrait aider à renforcer le système immunitaire et à fonctionner comme un antiviral naturel.

Quant aux gouttes homéopathiques, il n'y a actuellement aucune preuve scientifique que leur utilisation augmente les défenses contre les maladies virales et les infections respiratoires.

Le lévamisole, quant à lui, est un médicament anthelminthique et immunomodulateur. Pour l'instant, il est pas certain que ce soit efficace pour prévenir ou traiter la COVID-19.

Améliore les défenses: vitamine D, sérums de vitamines du complexe B et surdosage en vitamine C.

Faux. Il n'y a aucune preuve scientifique que ces vitamines sont efficaces pour prévenir l'infection au COVID-19. De plus, la prise et l'injection de vitamine C, de suppléments vitaminiques et d'autres préparations n'ont pas d'effet immédiat. Son utilisation doit être à long terme, correcte et combinée à un mode de vie sain pour être efficace.

Quoi qu'il en soit, pour améliorer le fonctionnement du système immunitaire, il est préférable de suivre une alimentation équilibrée, d'exercer modérément et de maintenir un bon état de santé mentale.

Pour sa part, la supplémentation en vitamine D pourrait aider à prévenir les infections respiratoires aiguës.

Des vaccins efficaces peuvent être disponibles en moins de 2 ans.

C'est vrai. On estime que son développement peut prendre entre 6 mois et un an et demi. Les délais sont généralement beaucoup plus longs, mais il est possible que dans cette situation de crise mondiale, les organismes de réglementation internationaux aient plus de latitude pour l'approuver.

Elle affecte la grossesse, l'accouchement et le nouveau-né.

Non vérifié. Contrairement à d'autres maladies infectieuses, les femmes enceintes atteintes de COVID-19 ne semblent pas développer un tableau clinique plus sévère que la population générale. Il n'y a également aucune preuve que la maladie augmente le risque de fausse couche.

De plus, les premières études indiquent qu'il n'y a pas de transmission verticale avant, pendant et après l'accouchement des mères infectées à la progéniture.

Cela nuira au développement psychomoteur et intellectuel des enfants.

Faux. Le COVID-19 affecte les enfants dans une proportion très faible par rapport aux adultes. De plus, dans ces quelques cas, la maladie est généralement très légère et ne laisse généralement pas de séquelles.

Les patients récupérés peuvent quitter l'isolement et l'utilisation de masques.

C'est vrai. Pour être libérés, ces patients doivent être stables et sans fièvre, et les images pulmonaires doivent montrer une amélioration significative sans signes de dysfonctionnement organique.

De plus, la respiration et la parole doivent être normalisées et la personne doit être en pleine conscience pendant au moins 3 jours. Enfin, ils doivent avoir deux résultats négatifs consécutifs effectués à différents jours du test PCR.

Les patients récupérés sont immunisés contre le SRAS-Cov2.

En étude. Il est encore trop tôt pour répondre. À l'heure actuelle, il n'existe aucune donnée scientifique déterminante sur la durée des anticorps immunitaires protecteurs générés chez les patients atteints de la maladie et guéris. Cependant, ces patients peuvent être protégés contre de futures infections.

La plupart des personnes infectées par le SRAS ont développé une immunité à long terme, allant de huit à dix ans. Dans le cas du MERS, il était beaucoup plus court. On estime que l'immunité contre le COVID-19 pourrait avoir au moins 1 ou 2 ans, bien qu'il n'y ait pour l'instant aucune donnée concrète.

Laisse des séquelles fonctionnelles ou une fibrose pulmonaire chez les patients rétablis.

En étude. Cependant, bien qu'il soit encore trop prématuré pour tirer des conclusions parce que la maladie est très récente, des cas ont été détectés dans lesquels le poumon se retrouve avec un certain type de fibrose.

Cela dépend également de l'état de l'organe avant la maladie.

Volume 2

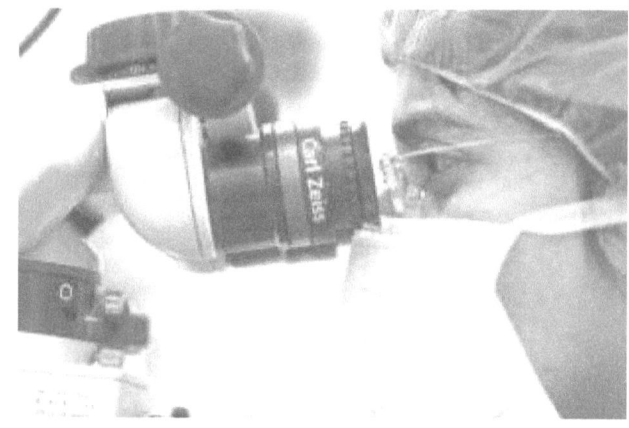

Destiné aux professionnels de la santé, pour enrichir leurs connaissances sur le SRAS-CoV-2 et la pathologie COVID - 19

Manuel du nouveau coronavirus

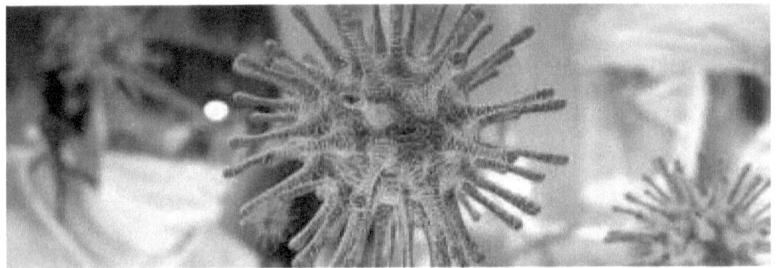

Dr Mario Vega Carbó

Endocrinologue

Édition 2020

-Volume N ° 2 -

Contexte et chronologie de la pandémie

Le nouveau coronavirus COVID -19 est apparu pour la première fois dans la ville de Wuhan, dans la province chinoise du Hubei, début décembre 2019.

En seulement un mois, le nombre de cas a augmenté de façon exponentielle et à peine 3 mois plus tard, c'est déjà une pandémie mondiale.

Les dates clés de cette pandémie sont décrites ci-dessous:

Le **8 décembre 2019**, sept cas d'une maladie étrange qui a provoqué des symptômes similaires à la pneumonie ont été signalés à Wuhan, dans la province du Hubei, en Chine.

Le **21 décembre de la même année,** le Centre chinois de contrôle des maladies a identifié un premier groupe de 15 patients atteints de pneumonie de cause inconnue.

Le **30 Décembre, 2019** séquençage génétique du pathogène chez un patient a signalé la présence, encore a confirmé, une couronne virus apparenté au syndrome respiratoire aigu sévère (SRAS).

En outre, la majorité des patients malades étaient des travailleurs ou des clients du marché de gros de fruits de mer de Wuhan, dont sept étaient dans un état critique.

Le **31 décembre 2019**, un avis urgent de la présence d'une pneumonie de cause inconnue a été envoyé au centre de santé municipal de Wuhan. À l'heure actuelle, des dizaines de patients sont déjà touchés dans les hôpitaux de cette ville.

De son côté, en janvier, l'origine de cette maladie a été découverte et des cas ont commencé à apparaître en dehors de la Chine. Ce mois-ci a marqué le début de l'expansion mondiale du nouveau coronavirus.

Le **9 Janvier, 2020 est** mort le «patient zéro», un vieil homme de 61 ans qui a dit être malade après avoir visité le marché de fruits de mer Wuhan.

Le même jour, les autorités sanitaires chinoises ont informé l'Organisation mondiale de la santé (OMS) qu'elles avaient identifié un **nouveau type de coronavirus**, appelé **2019-nCoV**, à l'origine de l'épidémie de pneumonie à Wuhan.

Le **13 janvier, l'OMS a** signalé le premier cas de COVID - 19 en dehors de la Chine, en l'occurrence en Thaïlande. La victime était une Chinoise de 61 ans qui s'était envolée pour Bangkok cinq jours plus tôt.

Le **16 janvier, le Japon a** signalé son premier cas à un résident de la préfecture de Kanagawa.

Le **20 janvier,** la Corée du Sud a informé l'OMS qu'elle avait confirmé un premier cas. Simultanément, des chercheurs chinois ont identifié trois souches différentes du nCoV 2019 ce jour-là, confirmant que le coronavirus d'origine apparu à Wuhan avait muté.

Alors que l'annonce de cette découverte a été faite, les États-Unis ont confirmé l'apparition du premier cas dans ce pays, dans l'État de Washington.

Singapour a signalé son premier cas **le 23 janvier**, chez une personne venue de Wuhan, tout comme Taiwan et le Vietnam.

Le **23 janvier,** le gouvernement chinois a ordonné une mise en quarantaine totale pour les 11 millions d'habitants de Wuhan, ainsi que l'annulation des vols et des départs de trains vers et depuis cette ville.

L'exploitation des trains, des bus et des ferries dans toute la zone métropolitaine de cette ville a également été suspendue.

À cette date, 17 personnes étaient déjà décédées en Chine et 580 autres avaient été infectées en dehors de ce pays.

Le **24 janvier,** le premier signalement de COVID-19 a été enregistré en Europe, chez deux Français arrivés à Paris par vol de Wuhan, tandis que la Chine a signalé qu'elle avait déjà 830 infectés sur son territoire continental.

Pour sa part, **le 25 janvier,** l'Australie a signalé que 3 ressortissants de Wuhan étaient diagnostiqués avec COVID-19.

Le même jour, le Canada a signalé son premier cas dans la ville de Toronto, également chez un touriste revenu de Wuhan.

Le **27 janvier,** l'Allemagne a signalé son premier cas à un ressortissant de la région du Bayern qui est revenu de Shanghai, en Chine.

Le **29 Janvier** le de COVID-19 atteint le golfe Persique, lorsque Emirats Arabes Unis a informé l'OMS qui avait 4 de ce virus cas confirmés, tous chez les personnes qui se trouvaient à Wuhan, en Chine.

Le **30 janvier,** l'OMS a signalé que COVID-19 était présent dans toutes les provinces de la Chine continentale, ainsi que dans plusieurs pays d'Europe, d'Amérique du Nord et d'Amérique du Sud.

À cette date, l'OMS a déclaré l'état d'urgence sanitaire mondiale en raison de l'épidémie de COVID-19, qui avait déjà tué 170 personnes en Chine et rendu malade 7 711 personnes.

À cette époque, la Chine avait ordonné la fermeture complète de Wuhan et la cessation de toutes les activités non essentielles afin que la population reste isolée et réduise la contagion de personne à personne.

Le même jour, l'Italie a signalé ses deux premiers cas, mais aucune mesure spéciale n'a été prise pour empêcher la propagation de la contagion, à l'exception des restrictions imposées aux voyageurs en provenance de Chine.

Le **mois de février a** marqué le début de la propagation rapide du COVID -19 en Europe, en Amérique latine et en Europe, où plusieurs pays ont dû appliquer des mesures extrêmes d'isolement social et de fermeture des frontières pour tenter de stopper l'épidémie.

La date **du 28 février se démarque**, lorsque les deux premiers cas ont été signalés en Amérique latine, chez 2 Mexicains ayant visité l'Italie. Des cas ont immédiatement été signalés au Chili, en Colombie et au Brésil.

Le **mois de mars marque la déclaration d'une pandémie mondiale de COVID -19** par l'Organisation mondiale de la santé et l'augmentation exponentielle des cas confirmés sur tous les continents sauf l'Afrique.

Du **5 au 6** mars, l'apparition de COVID -19 a été signaléeen Amérique centrale et du Sud, en l'occurrence en Argentine, au Pérou, en Colombie et au Costa Rica.

Au **7 mars,** plus de 90 pays étaient confrontés à la présence de COVID -19 et 102 000 personnes infectées avaient été enregistrées et près de 3 500 décès. Ce jour-là, le Paraguay a signalé son premier cas de coronavirus.

Sur le 9 de Mars L'Allemagne a indiqué que l'Allemagne a signalé 1100 cas de COVID -19 et les 2 premiers décès surviennent dans ce pays.

Le **12 mars,** l'OMS signale que dans le monde, il y a 126 100 personnes infectées par COVID -19 et 4 600 décès.

Le **14 mars,** l'OMS signale que l'Europe est le nouvel épicentre de l'épidémie de COVID- 19 et que les États-Unis déclarent l'état d'urgence sanitaire nationale. Pour ce jour, les personnes infectées dans le monde dépassent 145 300 personnes et il y a 5 500 décès.

En revanche, l'OMS a signalé que 71 600 personnes s'étaient rétablies, principalement en Chine.

Le **16 mars,** la situation en Europe oblige l'Union européenne à fermer ses frontières intérieures. Le Portugal signale le premier décès de ce coronavirus.

Le **18 mars,** l'Espagne atteint 11 178 personnes infectées et 491 décédées. M ien dans le monde entier infecté 218000, 8809 morts et 84.000 personnes auraient récupéré.

Un jour plus tard, l'Italie a fait 3 405 morts, dépassant la Chine, qui en avait 3 252 enregistrés. À l'échelle mondiale, le nombre de personnes infectées s'élève à 244 000, avec 10 000 décès et 86 000 guérisons.

Le **25 mars,** l'Espagne a dépassé le nombre de décès en Chine, avec 3 434 décès, dont 738 sont survenus au cours des dernières 24 heures.

Le **27 mars,** l'Espagne enregistre 769 décès en seulement 24 heures. Dans le monde, les personnes infectées représentent plus de 500 000 personnes, dont 88 000 correspondent aux États-Unis. Cela met les États-Unis au-dessus de la Chine et de l'Italie en nombre d'infections.

Le **30 mars,** l'Espagne a dépassé la Chine en nombre de cas positifs et, dans le monde, plus de 700 000 personnes ont été infectées dans le monde.

À cela s'ajoutent plus de 30 mille décès dus à des complications liées à cette maladie.

Partie I. Défenses, voies respiratoires et virus

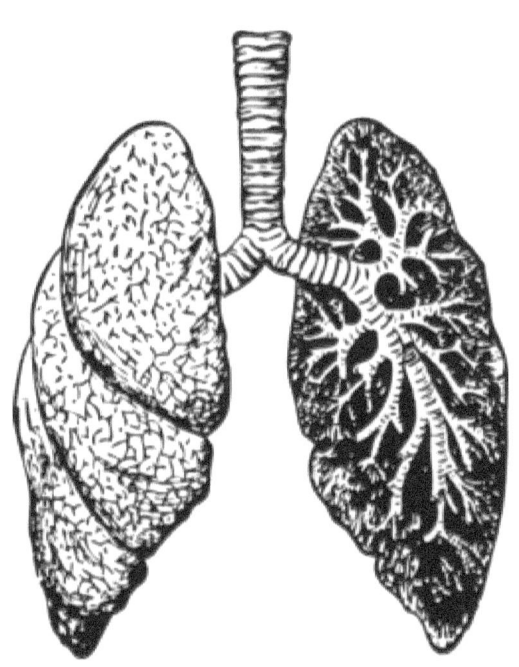

Le corps humain a un système immunitaire pour se protéger contre les infections et les agents pathogènes externes.

Ce système est composé d'une variété de cellules sanguines, appelées globules blancs ou lymphocytes, spécialement adaptées pour détecter et détruire les micro-organismes à l'extérieur du corps.

Différentes structures corporelles telles que la rate et la moelle osseuse participent à la formation de ces cellules.

De plus, le corps possède des structures qui aident à filtrer et à éliminer les toxines et les agents pathogènes de la circulation sanguine. Les ganglions lymphatiques sont les principales structures de ce type.

1. Types d'immunité

Le terme immunité vient du latin *immunis*, qui signifie "gratuit". Ce terme fait référence à la capacité générale d'un organisme ou d'un hôte à résister à une infection ou une maladie donnée.

Au début du XXe siècle, les concepts d'«anticorps» ont été définis pour désigner les protéines produites par les cellules du système immunitaire qui participent à l'immunité humorale et les «antigènes» pour les substances qui se lient aux anticorps ou stimulent leur production.

La défense contre un agent infectieux est basée sur une combinaison de la réponse organique précoce liée à l'immunité innée et de la réponse subséquente résultant de l'immunité adaptative que le corps a développée.

L'immunité innée, également appelée naturelle, décrit les mécanismes dont dispose le corps pour se protéger contre les infections, avant qu'elles n'apparaissent.

Ces mécanismes constituent la première ligne de défense de l'organisme contre l'infection. Ils comprennent des barrières chimiques et physiques, des cellules phagocytaires, des cellules cytoxiques naturelles et des protéines sanguines.

Pour sa part, l'immunité adaptative, également appelée acquise, est celle que le corps développe par stimulation après avoir été exposée à des agents pathogènes. Dans ce cas, l'immunité est sélective et spécifique pour chaque type d'agent infectieux. Les principaux coupables de cette immunité adaptative sont les lymphocytes.

Il existe deux types d'immunité adaptative, comme l'immunité humorale et l'immunité cellulaire.

2. Immunité humorale et cellulaire

L'immunité cellulaire repose sur la défense de l'organisme par l'activation de lymphocytes T cellulaires, principalement en présence de microorganismes intracellulaires.

De son côté, l'immunité humorale repose sur la défense de l'organisme par l'action de macromolécules appelées anticorps. Dans ce cas, ils sont généralement activés pour attaquer les infections par les micro-organismes extracellulaires et les toxines qu'ils produisent.

Ce mécanisme de défense a à son tour la capacité de rappeler l'infection combattue, à travers les lymphocytes B mémoire. De cette façon, si l'infection réapparaît, les défenses de l'organisme seront activées plus rapidement et plus efficacement pour la combattre.

Cependant, on ne peut pas dire qu'il s'agit de deux formes d'immunité totalement distinctes, car les cellules et les processus physiologiques qui participent aux deux types de réponse sont étroitement liés.

3. Immunité active et passive

Une autre forme de résistance à l'infection est l'immunité active, dans laquelle le système immunitaire du corps est motivé à réagir lorsqu'il est exposé à un antigène ou à une structure immunogène spécifique.

Pour sa part, l'immunité passive consiste en ce qui est acquis par l'individu par transfert externe. Cela signifie qu'il s'agit d'une immunité acquise sans avoir été exposée à l'antigène correspondant à une certaine infection, comme c'est le cas de l'immunité que la mère transfère au fœtus ou acquise après avoir été traitée contre la rage ou le tétanos.

4. Défense contre les agents biologiques

Chaque organisme vivant dispose de mécanismes pour se protéger de l'action néfaste des agents biologiques. Il peut s'agir de mécanismes non spécifiques ou spécifiques.

Les mécanismes non spécifiques réagissent à tout agent pathogène ou substance étrangère qui pénètre dans l'organisme, les détruisant dès que possible. Les mécanismes non spécifiques comprennent les barrières naturelles, la microflore et la réponse inflammatoire ou la réponse cellulaire non spécifique.

Les barrières naturelles, également appelées barrières primaires, sont constituées de peau animale et d'épiderme végétal, ainsi que de sécrétions muqueuses. Sa fonction est de bloquer l'entrée d'agents pathogènes dans le corps à travers une barrière physique ou mécanique.

La peau agit comme une paroi contre les agents externes, grâce à son épaisseur, sa capacité d'étanchéité et sa légère acidité due à la libération d'acides gras dans les glandes sébacées. Les sécrétions vaginales, le mucus nasal et la muqueuse gastrique protègent également contre l'entrée de bactéries dans le corps, grâce à ses enzymes bactéricides. Le mucus du nez et des voies respiratoires aide à piéger et à expulser les substances étrangères et les bactéries des poumons par les éternuements et la toux.

Quant à la microflore, ce sont des souches commensales de bactéries qui forment une symbiose avec les corps humains et animaux et les protègent contre les bactéries étrangères en les concurrençant pour les nutriments et en libérant des substances qui affectent leur développement. La peau et l'intestin sont couverts par des milliers de ces micro-organismes symbiotiques.

Pour sa part, la réponse inflammatoire ou réponse cellulaire non spécifique, consiste en une réaction des cellules pour se protéger des pathogènes, produisant dans de nombreux cas des substances comme les interférons, qui empêchent les virus de démarrer leur processus de multiplication.

La production d'histamines et d'autres substances produit une dilatation des vaisseaux sanguins dans la zone touchée et, par conséquent, une inflammation est générée.

5. Anatomie des voies respiratoires

D'un point de vue anatomique, le système respiratoire humain est composé des structures suivantes:

    Voies respiratoires supérieures.

    Voies respiratoires inférieures.

    Muscles diaphragmatiques et accessoires.

Les voies respiratoires supérieures sont constituées du nez et du pharynx. Le pharynx communique à son tour avec les voies respiratoires inférieures, constituées des bronches et des bronchioles situées dans les poumons.

Les poumons sont à leur tour constitués de millions de structures appelées alvéoles, où l'échange de CO_2 et d'O_2 a lieu entre l'atmosphère et le corps. À leur tour, les poumons et les voies respiratoires inférieures sont situés à l'intérieur du thorax, entourés par les côtes.

L'entrée et la sortie d'air des poumons, que nous appelons l'action de la respiration, est causée par le mouvement régulier du diaphragme, un ensemble de muscles en forme de dôme situé sous les poumons. En élevant et en abaissant et en abaissant le diaphragme, il provoque les poumons à se remplir ou à se vider d'air par effet mécanique.

6. Obstacles, muqueuse et épithélium respiratoire

Comme nous l'avons dit précédemment, le corps dispose de barrières naturelles pour se protéger de l'entrée de bactéries, virus et substances dangereuses. Dans le cas des poumons, la muqueuse nasale et l'épithélium respiratoire sont les principales structures protectrices.

L'épithélium respiratoire est lui-même un épithélium cilié, c'est-à-dire qu'il a des milliers de petits poils ou barbes et qui couvre l'ensemble des voies respiratoires. Le mouvement de leur barbe ou de leurs cils, combiné au mucus qui est continuellement sécrété, aide à expulser les poumons des bactéries mortes, de la poussière et des agents pathogènes qui peuvent se trouver à l'intérieur. Dans les cas graves, le mécanisme de toux est activé pour aider à expulser le flegme ou le mucus excessif.

La muqueuse nasale produit à son tour une grande quantité de mucus et constitue la première barrière physique contre l'entrée de particules et de bactéries étrangères dans les poumons. Lors de la détection de la présence de ceux-ci, une réaction allergique se produit caractérisée par une augmentation du mucus et des éternuements, qui aident à expulser les bactéries des voies respiratoires supérieures.

7. Infections aiguës et respiratoires

Diverses maladies *aiguës* du système respiratoire causées par des virus et des bactéries qui apparaissent soudainement et dont les symptômes durent moins de 15 jours sont regroupées sous le terme *d'infection respiratoire aiguë* (IRA).

L'ARF est le type de maladie respiratoire le plus fréquent sur la planète, et ses variantes vont du rhume léger au rhume sévère et à la pneumonie, entre autres.

Les virus sont la cause la plus fréquente des infections respiratoires et en plus d'affecter les poumons et les bronches, ils peuvent également présenter des problèmes au niveau de l'oreille (otite) et des sinus (sinusite).

Cependant, il existe des maladies bactériennes très dangereuses, telles que la tuberculose causée par le Koch Bacillus, qui peut provoquer la mort du patient, à la fois en raison de dommages à son système respiratoire et à d'autres organes.

De manière générale, les infections respiratoires les plus courantes sont le rhume, la pharyngite et la rhinosinusite. Le rhume est caractérisé par une congestion nasale, une augmentation du nez qui coule, des éternuements et de la toux, des maux de tête et des malaises.

La pharyngite se caractérise par des maux de gorge, souvent accompagnés de symptômes des plaques communes froides et blanches ou de bosses douloureuses dans la gorge et les amygdales, dont la cause peut être virale ou bactérienne.

Pour sa part, la rhinosinusite est une infection qui affecte la muqueuse des sinus paranasaux et du nez. Ses symptômes incluent des douleurs faciales, une congestion nasale, de la fièvre et un inconfort général. Elle peut être causée par un virus ou une bactérie.

8. Virus respiratoires les plus courants

Les données de l'Organisation mondiale de la santé indiquent qu'il existe plus de 150 virus dans le monde qui peuvent provoquer des maladies respiratoires sous une forme ou une autre.

Cependant, les plus courants sont les rhinovirus, responsables du rhume, ainsi que les virus Influenza, Parainfluenza, Adenovirus et Virus Sincicial Respiratorio (RSV).

Le virus de la grippe provoque ce que nous appelons la grippe, une maladie respiratoire très contagieuse, avec une période d'incubation de 1 à 3 jours. Il existe deux types de virus grippaux, A et B, qui mutent périodiquement et, par conséquent, la majorité de la population est vulnérable aux nouvelles souches qui apparaissent. Ses symptômes apparaissent soudainement, avec de la fièvre, des frissons, des maux de tête et des muscles et une forte fièvre, ainsi qu'une décharge abondante de mucus nasal.

Le virus de la parainfluenza est également très fréquent, mais il affecte principalement les poumons, provoquant une inflammation des bronches et des bronchioles, ainsi que certains types de pneumonie. Ses premiers symptômes se manifestent par un rhume, avec écoulement nasal et fièvre, mais des douleurs thoraciques et un essoufflement apparaissent également.

Pour sa part, le virus respiratoire syncytial (VRS) provoque des infections pulmonaires et respiratoires. Elle affecte principalement les jeunes enfants et les adultes plus âgés et son premier symptôme est une toux sèche. Selon l'âge et la condition physique, cela peut entraîner un essoufflement et une fièvre très élevée.

Enfin, nous avons des adénovirus, qui provoquent des infections intestinales et respiratoires. Il peut attaquer tout au long de l'année, mais les pointes sont généralement enregistrées en hiver et au début de l'été. En plus des symptômes du rhume, ils provoquent des douleurs à l'estomac, des vomissements et des diarrhées qui affaiblissent le patient.

9. Surinfections bactériennes

Chez les patients immunodéprimés, tels que ceux atteints du sida, les personnes âgées ou les patients atteints de maladies graves telles que le cancer, il peut arriver qu'ils présentent des infections causées par plusieurs types de bactéries en même temps.

Une infection virale peut également entraîner une baisse de la capacité du corps à lutter contre les infections bactériennes, ouvrant ainsi la porte à des problèmes pulmonaires modérés à graves. Il est courant de trouver des patients immunodéprimés dont les cultures d'échantillons pulmonaires montrent la présence simultanée de bactéries *S. pneumoniae*, *M. catarrhalis* et *H. influenzae*. Par conséquent, ils doivent subir des traitements antibiotiques à large spectre, qui dans de nombreux cas peuvent également avoir des effets secondaires sur les reins et le foie des patients à haut risque.

10. Complications respiratoires supérieures et inférieures

Les complications respiratoires supérieures et inférieures les plus courantes sont la bronchite, la sinusite, la laryngite et l'otite.

La bronchite est une infection d'origine bactérienne et virale, qui se manifeste généralement après une grippe dans les bronches, provoquant leur inflammation et réduisant le passage de l'air à travers elles. Cela provoque des difficultés respiratoires ainsi qu'une augmentation considérable de la production de mucus par l'épithélium pulmonaire.

Par conséquent, il y a une toux avec un flegme très fort, qui peut durer entre 3 et 4 semaines, accompagnée de fièvre, de maux de gorge, de diarrhée et de maux d'estomac. Si elle n'est pas guérie à temps, elle peut entraîner une fibrose et des dommages permanents aux poumons.

Pour sa part, la pharyngite est une inflammation du pharynx ou du fond de la gorge, causée par un rhume, un virus grippal, une mononucléose ou un streptocoque. Il provoque des douleurs en avalant ou en parlant, des démangeaisons et une sécheresse de la gorge, une inflammation des amygdales et une perte de voix. S'il n'est pas traité correctement, il peut se propager à l'oreille interne et aux sinus, provoquant d'autres symptômes gênants.

La laryngite est une inflammation du larynx, l'organe où se trouvent les cordes vocales. Elle se caractérise par une perte totale ou partielle de la voix, ainsi qu'une inflammation des amygdales. Elle peut être causée par des virus, des bactéries ou des contaminants. L'une de ses complications les plus dangereuses est l'épiglottite, dans laquelle l'épiglotte s'enflamme et bloque le passage de l'air vers les poumons.

Enfin, nous avons une pneumonie, qui est une inflammation des poumons par l'action de virus, de bactéries ou de champignons. Les alvéoles pulmonaires se remplissent de liquide et de pus, ce qui réduit l'échange de dioxyde de carbone et d'oxygène entre le sang et l'air lors de la respiration. Jusqu'à 15% des décès de nourrissons chez les enfants de moins de 5 ans dans le monde sont dus à la pneumonie. Ses symptômes comprennent une toux avec du flegme et du sang, des douleurs thoraciques, une forte fièvre et un essoufflement.

Partie II Virologie, coronavirus et COVID -19

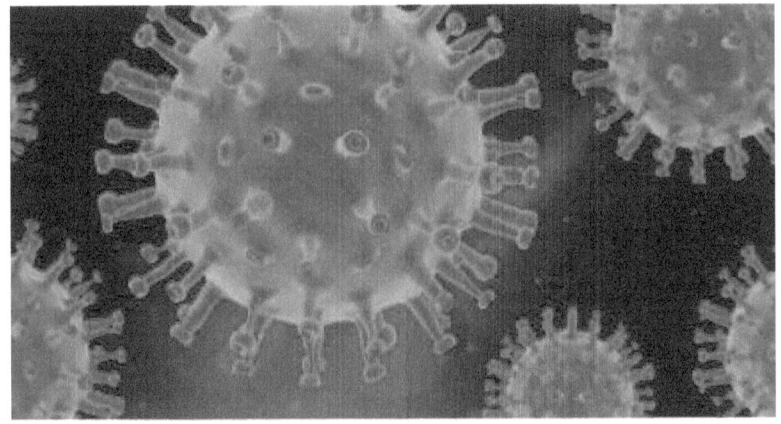

11. Types et caractéristiques des virus non respiratoires

Il existe un grand nombre de virus qui provoquent des maladies organiques chez l'homme autres que les maladies respiratoires. L'une des plus courantes est la gastro-entérite, qui peut être causée par différents types de virus, tels que les rotavirus, les norovirus, les astrovirus et les adénovirus 40 et 41. La plupart des virus liés à la gastro-entérite sont transmis par voie orale ou par contact avec les fèces de patients malades.

Il existe également 5 types de virus qui peuvent provoquer une hépatite, une maladie qui affecte le foie. Chacun est identifié par une lettre (A, B, C, D et E) qui s'applique au type d'hépatite qu'il provoque.

Le cytomégalovirus et le virus Epstein-Barr provoquent également des problèmes hépatiques, ainsi que le virus de la fièvre jaune.

D'autres virus qui affectent des organes autres que les poumons sont le virus Herpes Simplex (HSV), le virus du papillome humain (HPV) et les échovirus. La varicelle, la rougeole et la rubéole sont d'autres maladies non pulmonaires très courantes causées par des virus.

12. Grippe et virus plus agressifs pour l'arbre respiratoire

La grippe (type A et B), la grippe aviaire A (H5N1 et H7N9) et le virus Parainfluenza (type 1 à 4) sont parmi les plus agressifs avec le système respiratoire humain. Ils sont rejoints par les rhinovirus, le virus respiratoire syncytial Ay B, l'adénovirus et le métapneumovirus humain.

Le plus connu et le plus fréquent est le virus de la grippe, qui cause la grippe, et dont les symptômes sont la congestion nasale, la toux, la fièvre élevée, les vomissements, les douleurs abdominales et la diarrhée. Il peut également être fatal si l'individu a des conditions spéciales pour d'autres maladies, est très âgé ou trop jeune.

Tout au long de l'histoire, il y a eu 6 pandémies causées par le virus de la grippe. Ceux-ci sont:

    Influenza russe de l'année 1889 (H2N2).

    Grippe ancienne de Hong Kong de l'année 1900 (H3N8).

    Grippe espagnole de l'année 1918 (H1N1).

    1957 Influenza asiatique (H2N2).

    Hong Kong Influenza 1968 (H3N2).

    Grippe porcine de l'année 2009, (A-H1N1).

13. Coronavirus: types, leur forme et leur structure

Le nom *Coronavirus* regroupe une grande et très ancienne famille de virus à ARN enveloppé. Les coronavirus ont un ARN sens positif simple brin ou simple brin. Cet ARN possède entre 27 et 31 kilonucléotides, ce qui en fait le plus grand virus à ARN. Ils ont également une capside protéique phosphorylée qui se lie au génome en formant une hélice de ribonucléoprotéine.

L'ancêtre commun des coronavirus actuels remonte à environ 10 000 ans, mais il est possible que ce type de virus existe déjà depuis des millions d'années. Son nom "couronne" vient du fait que de nombreux points dépassent de sa surface qui lui donnent un aspect couronne. Ces pointes sont utilisées comme ligands en fusionnant avec les membranes des cellules envahies. On sait que douze types de coronavirus affectent les humains ou les animaux.

Cependant, seulement 7 d'entre eux ont la capacité de provoquer des maladies respiratoires chez l'homme, allant du simple rhume à la pneumonie très sévère. De ces sept types de coronavirus, les quatre suivants sont liés à la grippe commune:

    HcoV-229E.

HcoV-OC43.

HcoV-NL63.

HcoV-HKU1.

De leur côté, les trois types de coronavirus suivants provoquent des maladies beaucoup plus graves:

SARS-CoV. Identifié en 2002 comme étant à l'origine du syndrome respiratoire aigu sévère (SRAS).

MERS-CoV. Identifiée en 2012, elle est liée au syndrome respiratoire du Moyen-Orient (MERS).

SARS-CoV-2. Le plus récemment découvert et responsable de la maladie à coronavirus de 2019 (COVID -19).

Il est à noter que les trois types qui affectent les humains sont des agents pathogènes zoonotiques, c'est-à-dire qu'ils passent d'un hôte animal à un hôte humain.

14. Classification des coronavirus

La famille des *Coronaviridae* comprend deux sous-familles et cinq genres de virus à ARN:

Sous-famille des Orthocoronavirinae (Coronavirus).

Genre d'alphacoronavirus.

Également appelé groupe 1. Comprend des variétés telles que le coronavirus félin, le coronavirus canin et le coronavirus humain 229E NL63. Ce genre comprend également le coronavirus Miniopterus 1, Miniopterus HKU8, Rhinolophus HKU2 et Scotophilus 512, ainsi que le virus de la diarrhée épidémique porcine et le coronavirus transmissible de gastro-entérite.

Genre Betacoronavirus.

Également connu sous le nom de coronavirus du groupe 2. Les plus importants sont OC43 et HKU1 (type A); SARS-CoV et SARS-CoV-2 (type B) et MERS-CoV (type C).

Genre de Gammacoronavirus. (Coronavirus du groupe 3).

Genre Deltacoronavirus.

Sous-famille des Letovirinae.

Genre Alphaletovirus.

Les genres Alpha et Beta (A et B) sont liés à l'hérédité génétique des chauves-souris. De leur côté, les genres Gamma et Delta (G et D) proviennent du groupe génétique des oiseaux et des porcs.

15. Coronavirus d'origine animale

Les coronavirus de la sous-famille des *Orthocoronavirinae* sont des agents pathogènes zoonotiques, c'est-à-dire qu'ils sont étroitement liés aux animaux sauvages ou d'élevage. Parmi ceux-ci, ils passent à l'être humain par la consommation de leur viande ou le contact avec leurs fluides corporels.

Un exemple de coronavirus d'origine animale est le SRAS-CoV, qui provoque le syndrome respiratoire aigu sévère (SRAS), une maladie qui peut se terminer par une insuffisance respiratoire sévère.

Le premier cas de SRAS-CoV a été signalé en 2002 dans la province du Guangdong, en Chine. De là, il s'est propagé à plus de 30 pays avec un total de 8 000 personnes infectées et 774 décès.

Des études ont indiqué que la principale source de SARS-CoV était les chats civettes, probablement infectés par des piqûres de chauves-souris. Ces chats ont été chassés pour être vendus sur les marchés d'animaux vivants en Chine. Le virus est passé des chats aux humains par la consommation de leur viande.

Un autre coronavirus d'origine animale est le MERS-CoV, qui provoque le syndrome respiratoire du Moyen-Orient (MERS). En 2012, le premier cas de MERS a été signalé en Arabie saoudite, mais il est considéré qu'il s'est probablement produit pour la première fois en Jordanie au début de l'année.

En 2019, il avait déjà fait 850 morts et avait rendu malade 2500 personnes dans différentes parties du monde, la plupart originaires du Moyen-Orient ou ayant voyagé dans cette partie du monde.

Le réservoir d'origine du coronavirus MERS-CoV est considéré comme étant des chameaux, largement utilisés dans cette partie du monde comme animaux de meute et sources de viande et de lait.

Pour sa part, le nouveau coronavirus du SRAS-CoV-2, qui provoque le nouveau syndrome respiratoire aigu sévère COVID-19, provient de chauves-souris fer à cheval, une espèce très abondante en Chine et qui est chassée pour la vente sur les marchés de ce pays.

En fait, les premiers cas de COVID-19 sont survenus chez des personnes qui avaient visité ou acheté des produits au marché de gros de fruits de mer de la ville de Wuhan, où des animaux vivants, y compris des chauves-souris en fer à cheval, étaient vendus.

16. Résistance dans différents environnements

Le SRAS-CoV-2 a montré une grande capacité à survivre à l'extérieur du corps de l'hôte humain ou animal. Il peut rester actif pendant 4 jours sur des surfaces en verre, ainsi que cinq jours sur des objets en papier ou en carton. Pour les objets en cuir et en caoutchouc, tels que les gants d'hiver et ceux portés par le personnel médical, il peut survivre jusqu'à 8 heures.

Diverses études ont montré qu'il peut être actif jusqu'à 6 heures sur des tissus naturels ou synthétiques et jusqu'à 8 heures sur des surfaces en aluminium. En outre, il peut résister à des températures allant jusqu'à 38 degrés Celsius, ce qui facilite sa propagation dans les climats chauds à un niveau beaucoup plus élevé que les autres coronavirus connus.

17. Différences entre COVID -19 et les coronavirus précédents

Bien que la COVID -19 provoque des symptômes similaires au SRAS-CoV et MERS-CoV, ce qui provoque des symptômes et la façon dont il se propage sont légèrement différentes de ces deux derniers.

Le COVID -19 est principalement transmis d'une personne à travers les fluides corporels tels que la salive, même à des distances de 3 mètres. Dans ce ressemble à la MERS-CoV et le SRAS-CoV, mais la COVID -19 a une plus grande résistance à l'environnement, y compris la température élevée. Cependant, sa capacité de survie élevée et son pouvoir de contagion sont compensés par un taux de mortalité plus faible.

Alors que le nombre d'infectés COVID -19 dans le monde entier a atteint 850,583 personnes à la fin de 2020 Mars, le nombre de décès a atteint seulement 41654, ce qui équivaut à un taux de mortalité de 4,89% Cela est beaucoup moins le taux de mortalité de 35% du MERS-CoV et de 10% de l'épidémie de SRAS-CoV.

18. Virulence de l à COVID -19

Le SRAS-CoV -2 a une plus grande capacité de contagion que tout autre coronavirus, comme en témoigne le fait que seulement 3 mois après le premier cas confirmé, plus de 850000 personnes avaient été infectées dans 190 pays et territoires de la planète. De plus, sa période d'incubation est de 14 jours, ce qui augmente la possibilité qu'un patient infecte d'autres personnes avant de présenter des symptômes.

Mais en compensation, la COVID -19 a un taux beaucoup plus faible de la mortalité aux MERS-CoV, le SRAS-CoV et la grippe. Une étude publiée à la fin de Mars dans la revue *The Lancet: Infectious Diseases*, faites par des chercheurs britanniques qui ont analysé les données de 70,117 cas diagnostiqués en Chine, a déclaré que le taux de mortalité de l à COVID -19 est seulement 0,66%. Ce chiffre tient compte du fait que de nombreuses infections et décès ne sont pas confirmés cliniquement. Si vous prenez en compte que les cas cliniques confirmés, le taux de mortalité de l à COVID -19 juste 1,38%.

Pour sa part, le Centre chinois de contrôle et de prévention des maladies a révélé que des études menées à Wuhan indiquaient que seulement 9,1% des patients COVID- 19 présentaient des symptômes sévères à sévères, tandis que 80,9% présentaient des symptômes bénins. Ou même resté asymptomatique.

Le facteur décisif du taux de mortalité est l'âge du patient, car la majorité des décès correspondent à des adultes de plus de 60 ans ayant déjà souffert de maladies telles que le diabète, l'hypertension ou les maladies immunosuppressives.

Parmi les personnes âgées décédées, 8% ont entre 60 et 80 ans, mais à partir de 80 ans, elles représentent 15% des décès enregistrés dans le monde.

Certaines maladies augmentent également le taux de mortalité de l à COVID -19. Les patients atteints de problèmes cardiovasculaires ont eu un taux de mortalité de 10,5%. Chez les diabétiques, les décès dus à COVID -19 représentent 7,3% des cas.

De même, parmi le groupe de patients ayant déjà souffert de problèmes respiratoires chroniques, le taux de mortalité par COVID -19 est resté à 6,3%.

19. Immunité l à COVID -19

À ce jour, aucun cas connu de personnes guéries de COVID -19 n'a développé d'immunité contre cette maladie. Ce que l'on sait, c'est que certains patients en Chine, en Allemagne, au Japon et en Italie qui s'étaient rétablis sont redevenus malades après avoir été infectés par de nouvelles souches de SRAS-CoV-2.

Le premier cas de réinfection au COVID -19 a été signalé au Japon, chez un homme de 70 ans qui avait reçu un diagnostic de COVID -19 le 14 février 2020. Après avoir été hospitalisé à Tokyo, l'homme s'est rétabli et a été libéré. Mais après quelques jours, il s'est de nouveau senti malade et a de nouveau été hospitalisé. Les médecins ont découvert que le SRAS-CoV -2 était de nouveau présent dans son corps. Cette affaire a amené les scientifiques et les chercheurs à croire fermement que personne ne pouvait recevoir COVID- 19 deux fois de suite.

Fin mars 2020, le gouvernement allemand a annoncé qu'il étudierait 100000 personnes en bonne santé qui ne sont pas tombées malades malgré leur exposition aux patients COVID-19. L'objectif est de déterminer si elles ont une immunité naturelle qui pourrait servir à développer un vaccin ou d'un médicament préventif l à COVID -19.

La Chine, les États-Unis, l'Allemagne et la Russie travaillent sur le développement de vaccins contre le SRAS-CoV-2, mais on estime qu'aucun ne sera prêt et définitivement approuvé pour une application de masse à la population avant avril 2021.

En attendant, des thérapies médicamenteuses sont appliquées pour le paludisme et d'autres maladies, qui ont donné des résultats positifs dans le soulagement des symptômes chez les patients les plus graves.

Partie III. Risque et transmission entre humains

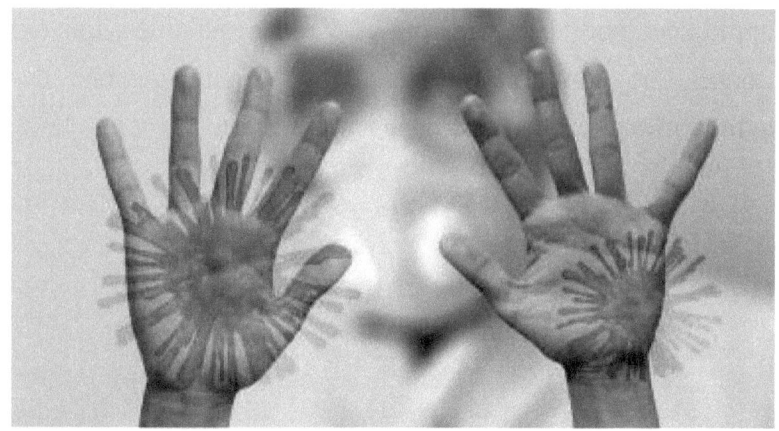

L'épidémie par COVID-19 a des similitudes en ce qui concerne les épidémies de syndrome respiratoire aigu sévère 2020 (SRAS) Syndrome respiratoire et au Moyen-Orient (MERS) 2012.

Le SRAS et le MERS sont apparus par transmission zoonotique liée aux chauves-souris, qui ont infecté les chats civettes (SRAS) dans le Guangdong, en Chine, ainsi que les chameaux en Arabie saoudite (MERS).

Dans le cas de l à COVID-19 il est associé à la consommation de chauves-souris en fer à cheval de la viande dans la région du Hubei, en Chine.

20. Caractéristiques épidémiologiques

Plusieurs études menées en Chine et en Europe au cours des mois de février et mars 2020 ont fourni des données intéressantes sur les caractéristiques épidémiologiques de cette épidémie de COVID -19.

La période d'incubation a été déterminée comme étant de 3 à 7 jours et la récupération des patients peut prendre 14 jours dans les cas bénins et 3 à 6 semaines dans les cas graves et critiques. Les très jeunes patients ont tendance à être relativement résistants à l'infection, avec seulement 1% des personnes infectées âgées de 10 à 19 ans et 0,9% infectées à des âges inférieurs à 10 ans.

Au contraire, les personnes âgées de 30 à 79 ans constituent la majeure partie des cas positifs, avec 87% de tous les cas infectés.

De leur côté, les personnes âgées de 20 à 29 ans ont un taux d'infection de 8%, alors que chez les plus de 80 ans il passe à 18%.

De plus, il a été déterminé que 1% des patients infectés ne présentaient aucun symptôme pendant tout le type de convalescence.

Une autre caractéristique de l à COVID -19 est qu'en dépit d'être très contagieuse, 81% des personnes infectées ont des symptômes bénins seulement, comme une toux sèche, de la fièvre et la fatigue, mais ne développent pas une pneumonie ou au moins que la pneumonie légère.

En revanche, seulement 14% des personnes infectées présentent un tableau clinique sérieux, avec des symptômes de dyspnée, une fréquence respiratoire supérieure ou égale à 30 inspirations par minute et une saturation en oxygène sanguin égale ou inférieure à 93%.

Ils peuvent également présenter une pression partielle d'oxygène artériel à une fraction d'oxygène inspiré inférieure à 300 ou des infiltrats pulmonaires supérieurs à 50%, le tout en une période de seulement 24 à 48 heures après l'apparition des premiers symptômes.

De même, les patients COVID-19 qui atteignent un état critique représentent à peine 5% des personnes infectées.

Ces patients présentent des symptômes d'insuffisance respiratoire, de choc septique et / ou de dysfonctionnement ou d'échec total dans plusieurs organes.

Quant au taux de mortalité, il est fortement influencé par l'âge du patient. La pandémie COVID-19 a enregistré un taux de mortalité de 2,3% en Chine et de 1,9% dans le reste du monde, mais ce chiffre passe à 14,8% dans le cas de patients âgés au moins de 80 ans. Dans le cas des patients âgés de 70 à 79 ans, le taux de mortalité tombe à 8,0%. Il convient également de noter que la probabilité de décès chez les patients gravement malades est de 49,0%.

De plus, le taux de mortalité augmente considérablement lorsque le patient souffre d'une affection comorbide préexistante, quel que soit son âge. À cet égard, parmi ceux qui sont décédés de COVID -19, il a été constaté que 10,5% souffraient de maladies cardiovasculaires, 7,3% étaient diabétiques et 6,3% souffraient de maladies pulmonaires chroniques. En revanche, les patients hypertendus représentaient 6% de tous les cas mortels et les patients oncologiques 5,6%.

21. Voies de transmission les plus courantes

L'Organisation mondiale de la santé (OMS) a signalé que la transmission la plus fréquente de l au COVID -19 entre les personnes se fait par des gouttelettes du nez ou de la bouche, qui sont expulsées lors de la respiration, de la parole, de la toux ou des éternuements.

Les gouttelettes nasales peuvent être déposées sur des personnes ou des objets dans un rayon de 1 mètre autour du patient infecté. Pour les surfaces en verre, SARS-CoV -2 peut être actif jusqu'à 4 jours et jusqu'à 8 heures sur les surfaces métalliques, en tissu, en latex ou en cuir.

Selon les études des patients infectés, la forme la plus probable de revenus de l à COVID -19 au corps humain par les yeux, le nez et la bouche.

L'infection par les yeux se produit à la fois par contamination de la conjonctive oculaire par des gouttelettes expulsées par une personne infectée et par contact avec les mains après avoir été en contact avec une surface contaminée.

22. Transmission par gouttes d'air

Le 27 mars 2020, l'OMS a publié une étude qui réitère que la principale forme de transmission du l au COVID -19 d'une personne malade à une personne en bonne santé se fait par des gouttelettes expulsées par le nez et la bouche et par contact avec des surfaces contaminées.

Lors de la respiration ou de la toux, ces gouttelettes peuvent s'éloigner de 1 mètre du patient, atteignant la muqueuse du nez et de la bouche, ainsi que la conjonctive des yeux de toute personne à proximité. Ils peuvent aussi tomber sur des objets et des surfaces près de la personne infectée, où la COVID -19 peut être actif à partir de 6 heures à 4 jours.

23. Transmission par contact direct

Des études ont sta fin 2020 Mars ne preuve constaté que la COVID-19 est transmise par contact cutané direct avec une infection à un patient en bonne santé. En outre, il semble y avoir un très faible risque que le contact avec les selles d'une personne infectée favorise la contagion, même si le coronavirus SARS-CoV-2 peut y être présent. L'OMS a indiqué qu'il n'y a aucun cas connu de transmission fécale-orale de l à COVID-19.

Par conséquent, la transmission par des gouttelettes émanant du nez et de la bouche et le contact avec des objets et des surfaces contaminés reste la principale forme de contagion officiellement confirmée. Pour cette raison, l'OMS insiste sur la nécessité pour la population de se laver fréquemment les mains et d'éviter de se toucher les yeux et le nez.

24. Risques pour des contacts plus étroits

Le risque d'infection par le coronavirus COVID-19 est directement lié au niveau d'exposition. Les contacts étroits des personnes infectées sont les plus susceptibles d'être infectés par l'exposition en partageant la literie, les serviettes, les assiettes et les couverts, les meubles et autres objets d'usage quotidien. À cela s'ajoute l'exposition aux émissions de gouttelettes nasales provenant de la toux, de la respiration ou des éternuements. Cela inclut en particulier la famille, les couples et les collègues.

Le personnel médical s'occupant de patients présentant des symptômes de COVID-19 est également confronté à un risque élevé de contagion, rendant obligatoire l'utilisation de combinaisons de protection, de masques et de gants dûment certifiés pour les infections à haut risque.

Le fait qu'un pourcentage des personnes infectées ne présente aucun symptôme rend plus difficile de prendre des mesures à temps pour empêcher la propagation de leurs êtres les plus proches.

De plus, les études à ce jour n'ont pas précisé quand une personne infectée par COVID-19 devient le foyer d'infection pour les autres.

Pour cette raison, l'OMS recommande que les proches de toute personne présentant des symptômes du SRAS-CoV-2 soient placés sous observation immédiate, avant même que les résultats de leurs analyses ne soient reçus.

Pour ceux qui sortent et présentent à nouveau des symptômes, ils doivent être isolés immédiatement avant de redevenir contagieux.

25. Observation médicale des contacts pendant 14 jours

Les personnes proches des patients confirmés par COVID - 19 doivent être maintenues sous observation médicale pendant 14 jours, le temps maximum nécessaire pour que les symptômes se manifestent. Cependant, l'absence de symptômes n'exempte pas la nécessité de tests de laboratoire, car de nombreux malades peuvent être asymptomatiques.

L'observation médicale doit être effectuée de préférence en situation de quarantaine, soit au domicile du patient, soit dans un centre médical correctement préparé pour recevoir ce type de patient.

26. Couper la chaîne de transmission

L'isolement social est décisif pour couper la chaîne de transmission de l à COVID -19, car il permet aux individus en bonne santé d'être tenus à l'écart des émissions de sécrétions respiratoires des patients infectés.

La désinfection des surfaces et des objets proches des patients COVID -19 est également importante.

À l'instar des autorités chinoises, l'OMS recommande de désinfecter les espaces publics, les rues et les avenues, ainsi que les meubles et objets à usage quotidien à l'aide de désinfectants à base de chlore, d'alcool à 75% et d'autres solvants lipidiques.

Les éventuels objets contaminés peuvent également être désinfectés en les irradiant avec une lumière ultraviolette et une chaleur supérieure à 56 °C pendant au moins 30 minutes. De plus, il est important de respecter les mesures d'hygiène individuelles et collectives pour réduire les risques de contagion.

La première consiste à se laver les mains plusieurs fois par jour à l'eau et au savon ou à appliquer un gel à base d'alcool. Une distance d'au moins 1 mètre doit être maintenue entre la personne et la personne, surtout si l'autre personne tousse ou éternue fréquemment. Vous devez également éviter de vous toucher les yeux, le nez et la bouche, en particulier après avoir touché des objets ou des surfaces dans la rue.

Lorsque vous éternuez ou toussez, la bouche et le nez doivent être couverts de l'intérieur du coude et non des mains. Idéalement, utilisez un mouchoir jetable qui doit être retiré immédiatement. Si vous présentez des symptômes de fièvre, de toux et d'essoufflement, il est préférable de rester à la maison et d'informer les numéros d'urgence si ces symptômes s'aggravent. Devrait suivre les instructions et informations mises à jour fournies par les autorités sanitaires locales ou nationales, à la fois sur les progrès de l à COVID -19 à ce qui devrait être fait pour protéger cela.

27. Groupes à risque plus sensibles à la contagion

Le personnel de santé est le groupe le plus à risque d'être infecté par COVID -19, étant donné qu'il occupe le premier niveau de soins pour les cas suspects.

De plus, ils travaillent dans des espaces où l'accumulation de patients infectés rend plus probable la présence de surfaces et d'objets contaminés. Par exemple, en mars 2020, le gouvernement espagnol a enregistré 5600 médecins et agents de santé infectés de COVID -19.

Deuxièmement, les personnes qui travaillent dans des entreprises qui desservent un grand nombre de publics, comme les employés des magasins, des supermarchés, des cinémas et des sites de loisirs collectifs.

De leur côté, des chercheurs du Evidence-Based Medicine Center et du Zhongnan Hospital de l'Université de Wuhan ont constaté que parmi les patients décédés de COVID -19, 42% avaient du sang de type A.

À leur tour, ils ont constaté que seulement 25% des personnes décédées avaient du sang de type O, ce qui suggère une relation entre le groupe sanguin et la vulnérabilité à la contagion de la personne.

L'âge influe également sur la vulnérabilité à la contagion. Les nourrissons et les enfants de moins de 10 ans semblent très résistants à la contagion, tandis que les adultes de plus de 60 ans sont très vulnérables.

Cependant, cette maladie peut attaquer n'importe qui et compte tenu des conditions de chaque personne, elle peut être fatale.

Partie IV. Cas, clinique et complications possibles

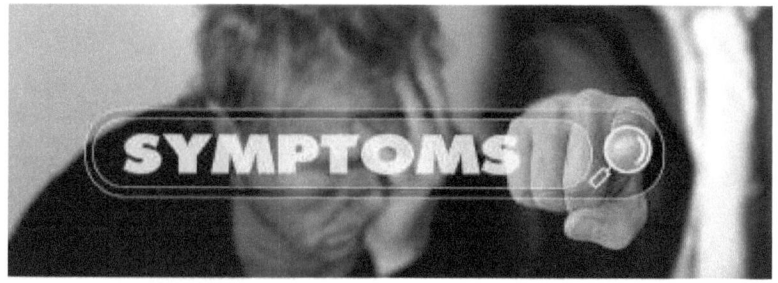

28. Cas subcliniques

Les cas subcliniques de COVID-19 se réfèrent à des patients qui ont été infectés par le coronavirus SARS-CoV-2 mais qui n'ont pas encore montré de symptômes. Ce groupe fait l'objet d'une attention particulière de la part des chercheurs, car on ignore encore à quel moment de la contagion initiale, un patient infecté asymptomatique peut devenir contagieux.

Le virus du SRAS-CoV-2 a une période d'incubation moyenne de 5 jours, mais moins de 2,5% des personnes présenteront des symptômes dans les 60 premières heures suivant l'exposition.

Dans la grande majorité des cas, les symptômes de COVID-19 apparaissent entre 12 et 14 jours après l'infection initiale et dans certains cas, il n'y aura jamais de symptômes, même si la personne a une charge virale élevée dans le sang. Il est également possible que des symptômes apparaissent après la période de quarantaine de 2 semaines qui s'applique à la plupart des cas suspects.

Cela représente un grand défi pour les responsables de la lutte contre la pandémie de COVID-19, comme l'indique une étude publiée dans les Annals of Internal Medicine. Selon l'essai, 101 cas sur 10000 ne présenteront des symptômes qu'après avoir quitté la surveillance active pendant 14 jours.

29. Cas suspects

Alors que l'épidémie initiale de COVID -19 s'est intensifiée dans la ville de Wuhan, en Chine, en janvier 2020, l'hôpital Zhongnan de cette ville a recommandé que toute personne ayant visité cette ville après le 15 décembre soit classée comme un «cas suspect». 2019.Cependant, dans un quelques semaines la propagation de l'épidémie dans toute la Chine et de là au reste du monde.

Par conséquent, toute personne qui s'est rendue dans une zone où des cas de COVID- 19 ont été signalés ou qui a eu un contact direct avec quelqu'un en est venue à être considérée comme un «cas suspect».

Par la suite, compte tenu de l'augmentation des infections communautaires dans un grand nombre de pays, cette cote a commencé à être appliquée à toute personne présentant un ou plusieurs des premiers symptômes de COVID -19, tels que fièvre, fatigue physique, toux sèche et maux de gorge.

30. Cas confirmés

Le 3 avril 2020, un mois et demi seulement après avoir déclaré la pandémie de COVID-19, l'OMS a signalé que le nombre de personnes infectées par ce virus dans le monde était de 971591 personnes.

En outre, le nombre de décès ce jour-là a atteint 75853 et le nombre de patients récupérés est passé à 50311. Ces chiffres correspondent aux informations fournies par les organes directeurs de la santé des différentes nations, mais il ne s'agit pas nécessairement du nombre réel de personnes infectées.

Le principal problème pour obtenir des chiffres fiables sur les infections, les décès et les recouvrements est que de nombreux pays ne disposent pas de systèmes pour la détection précoce de l à COVID-19 qui peut être appliquée à 100% de la population.

De plus, dans chaque pays, différents critères sont appliqués pour mesurer les taux de mortalité par maladie. Par exemple, le gouvernement chinois a été accusé à l'époque de dissimuler le nombre réel de personnes infectées et décédées lors de l'épidémie initiale dans la ville de Wuhan.

En Allemagne et dans les pays nordiques, par exemple, de nombreux décès initiaux dus à COVID-19 ont été enregistrés comme étant causés par d'autres affections sous-jacentes telles que les maladies coronariennes, l'insuffisance respiratoire aiguë, la pneumonie, la septicémie et l'insuffisance rénale. Cela était particulièrement évident dans le cas des personnes âgées.

Un autre cas est celui de l'Équateur, où une augmentation notable des décès de personnes âgées a été signalée dans la région de Guayas. Ceux-ci sont décédés chez eux après avoir présenté des symptômes respiratoires évidents et sans avoir reçu d'aide des services de santé ou après avoir été examinés pour vérifier si la cause du décès était le SRAS-CoV -2.

Bien que l'Équateur ait officiellement déclaré à ce moment-là un total de 120 victimes de COVID -19, les estimations des syndicats médicaux équatoriens indiquent que le nombre réel était proche de 450 morts.

Cela a conduit l'OMS à demander aux gouvernements un suivi plus strict des cas suspects et l'application de politiques garantissant la prise en charge de la population, en particulier dans les secteurs sociaux les plus vulnérables.

31. Symptômes les plus courants de la maladie

La maladie COVID -19 présente des symptômes relativement bénins par rapport à la grippe, au SRAS et au

MERS. Dans de nombreux cas, même aucun symptôme ne se manifeste.

Les personnes infectées manifestent les premiers symptômes dans les 2 à 5 jours suivant l'exposition et dans certains cas 14 jours ou plus.

Selon les statistiques recueillies en Chine au cours du mois de février 2020 sur la base de l'analyse de 55 924 cas confirmés de COVID -19, les symptômes les plus courants et le pourcentage avec lequel ils se manifestent sont:

Fièvre récurrente égale ou supérieure à 38 °C (87,9% des cas).

Toux sèche (67,7%).

Fatigue physique ou fatigue (38,1%).

De son côté, dans les cas modérés à sévères des symptômes tels que:

Dyspnée ou essoufflement (18,6%).

Douleurs musculaires et articulaires (14,8%).

Maux de gorge (13,9%).

Céphalées (13,6%).

Frissons (11,4%).

Dans certains cas, des vomissements (5%) et de la diarrhée (3,7%) surviennent avant même l'apparition des symptômes ci-dessus.

Un symptôme fréquemment rapporté, même chez les patients asymptomatiques, est la perte soudaine des sens gustatifs et olfactifs.

32. Signes cliniques à rechercher

Lors de l'évaluation d'une personne suspectée d'être infectée par COVID -19, la présence de signes cliniques tels qu'une fièvre récurrente ou persistante égale ou supérieure à 38 °C, une fatigue permanente, un faible nombre de globules blancs et un faible niveau de lymphocytes T (lymphopénie) doit être recherchée.

Il est également important d'évaluer la présence d'une pneumonie ou d'une forme de dyspnée causée par l'accumulation de crachats dans les poumons.

33. Essais de laboratoire importants

En plus de l'identification précoce des symptômes chez les personnes soupçonnées d'avoir le COVID -19, plusieurs tests sont recommandés par l'OMS et les centres de recherche en Chine et en Europe.

L'un d'eux est le test sanguin pour déterminer si les niveaux de leucocytes et de cellules T dans le sang ont diminué, car il a été constaté que contrairement à d'autres infections, COVID -19 provoque une perte de la capacité de réponse du système immunologique.

Les examens radiologiques des poumons du patient sont également importants pour déterminer la présence d'une pneumonie et / ou d'une obstruction des bronches due à une accumulation excessive de crachats.

L'OMS a publié certains protocoles pour le diagnostic rapide de COVID -19. L'un d'eux, appliqué au Japon, est le test de réaction en chaîne par polymérase quantitative et de réaction en temps réel (RT-PCR). Ce test est effectué sur des échantillons prélevés dans les voies respiratoires supérieures du patient ou dans le sang et peut donner un résultat en quelques heures.

Un autre test rapide pour détecter le COVID -19 est basé sur la détection des anticorps IgG et IgM contre le SRAS-CoV-2 présents dans le sang, le plasma sanguin ou les échantillons de sérum.

Cette méthode a été développée en Chine et peut donner des résultats en seulement 15 minutes.

Le 14 mars 2020, le président des États-Unis, Donald Trump, a annoncé que la société Roche avait développé un nouveau système d'analyse basé sur la détection qualitative du SRAS-CoV-2 dans des échantillons prélevés sur la muqueuse nasopharyngée et oropharyngée de patients suspects. Ce test, comme indiqué, peut donner un résultat définitif en seulement 3,5 heures.

34. Radiographies et tomographie thoracique

Les radiographies et les tomographies thoraciques sont des outils déterminants pour le diagnostic précoce du COVID-19 chez les patients atteints de pneumonie et d'autres symptômes suspectés d'être infectés par le SRAS-CoV-2.

Le 12 mars 2020, la Radiological Society of North America a publié les premières images d'une étude aux rayons X des poumons d'un décès par COVID-19.

Les images montraient les poumons de la victime, un homme de 44 ans, rempli à 70% de mucus.

Révélé la présence de grandes taches blanches appelé «opacités en verre givré», recouvrant le fond des deux poumons. Ces opacités ressemblent à celles observées chez les patients atteints du SRAS-CoV et du MERS-CoV qui ont développé des symptômes graves de pneumonie.

En revanche, les tomodensitogrammes réalisés chez d'autres patients décédés de COVID-19 ont montré que cette maladie provoque un remplissage partiel des alvéoles et des bronches avec une grande quantité de flegme, provoquant une insuffisance respiratoire sévère.

L'éconosographie a également été très utile pour l'évaluation pulmonaire des patients dans les centres de santé où il n'y a pas suffisamment de tomodensitométrie ou d'équipement de radiographie.

Actuellement, et parce qu'il existe déjà des tests rapides pour confirmer la présence de COVID-19, ces techniques radiologiques et échographiques sont principalement utilisées dans l'évaluation clinique des dommages subis par les poumons des patients.

35. Complications légères

La maladie COVID-19 est associée à de graves infections des poumons, qui peuvent toucher n'importe quel patient, quel que soit son âge ou ses conditions physiques antérieures.

Cependant, plus de 80% des patients ne présentent que des symptômes légers ou modérés.

Les complications les plus courantes sont liées à une altération de la fonction pulmonaire due à une légère pneumonie.

De plus, le débit d'air est réduit en raison de la présence de flegme dans les bronches et les bronchioles, ce qui réduit le niveau d'oxygénation du sang.

Dans les cas bénins, les complications de l à COVID-19 sont:

Difficulté à respirer et / ou essoufflement.

Douleur thoracique et sensation constante de pression dans la poitrine.

Confusion mentale et / ou difficultés à se réveiller du sommeil.

Apparition d'un ton bleuâtre sur les ongles, les lèvres et le visage.

D'une manière générale, dans la plupart des cas, les complications de l à COVID-19 sont les mêmes que la grippe et les récupéré de l'infection ont pas de conséquences majeures.

36. Complications graves

Pour les personnes de plus de 60 ans, COVID-19 peut entraîner de graves complications pouvant entraîner la mort.

Cela se produit également avec des patients de tout âge qui ont des conditions sous-jacentes antérieures telles que l'hypertension artérielle, le diabète, une maladie rénale chronique, le cancer et les maladies respiratoires chroniques, entre autres.

Les personnes sous traitement anticancéreux et celles atteintes du syndrome d'immunodéficience acquise (SIDA) sont particulièrement susceptibles de développer de graves complications en raison de l'affaiblissement de leur système immunitaire.

Comme l'OMS l'a signalé, 15% des personnes infectées par COVID-19 présenteront une maladie grave, tandis que 5% développeront des complications critiques qui les forceront à être placés en soins intensifs. De ce groupe, un peu plus de 50% peuvent mourir des dommages systémiques causés par cette maladie.

Certaines des complications graves des patients COVID-19 sont:

Pneumonie pulmonaire bilatérale de différents degrés, avec présence d'opacité du verre dépoli sur les images radiographiques et la tomographie.

Syndrome d'insuffisance respiratoire aiguë en raison de l'obstruction des voies respiratoires en raison de la production d'un flegme épais abondant et d'une inflammation de la membrane pleurale.

Insuffisance ou défaillance de la fonction d'un ou de plusieurs organes, tels que les reins, le foie, le cerveau et le cœur.

Une autre complication grave possible de l à COVID -19 est l'apparition d'une image de pneumonie bactérienne, favorisée par la baisse des défenses du corps en raison de l'action du coronavirus du SRAS-CoV-2 sur le système immunitaire.

Dans les cas très graves, un choc septique peut survenir en raison d'une défaillance de la fonction des principaux organes associée à des infections secondaires dans les poumons et les intestins. Ce choc septique peut se présenter simultanément au syndrome d'insuffisance respiratoire aiguë, qui place le patient dans une situation de danger extrême.

37. Autres complications

Quelques petites complications fréquentes l à COVID -19 sont l'apparition de hémoptysie, ou de sang dans les poumons de crachats. Cette complication n'a été enregistrée que chez 0,9% des patients, mais pour la plupart le sang provient de la zone pharyngée, sévèrement irritée par la toux.

Les autres complications mineures sont la diarrhée, qui survient chez 3,7% des personnes infectées, ainsi que les vomissements, qui affectent 5% des patients. Ces complications, bien que non fatales, peuvent affecter l'humeur du patient et provoquer une déshydratation et une malnutrition modérées à sévères si elles ne sont pas traitées à temps.

Dans 0,8% des cas, une forte image d'irritation oculaire peut également se produire, en particulier aux premiers stades de la maladie. Ce symptôme accompagne généralement la congestion nasale et le mal de gorge qui affectent de nombreux patients.

Partie V. Pneumonie communautaire

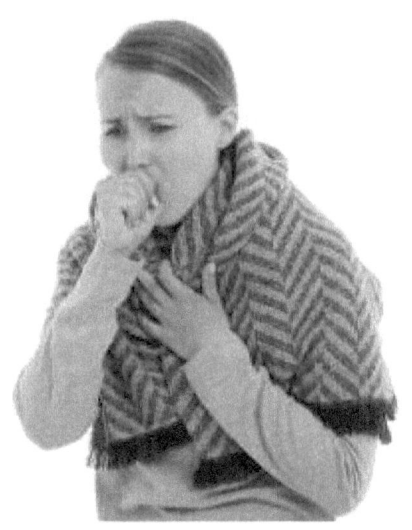

La pneumonie peut être causée par divers types de germes, mais les plus courants sont les virus, les champignons et les bactéries dans l'air.

Cliniquement, la pneumonie est classée en fonction du type d'agent pathogène qui la provoque.

38. Concepts

La pneumonie est une image du système respiratoire caractérisée par la présence d'une inflammation des sacs aériens d'un ou des deux poumons, causée par une infection ou l'action d'un agent externe. Ces sacs aériens, ou alvéoles, peuvent être remplis de matériel liquide ou purulent en raison de la réponse inflammatoire du corps et de l'activation des cellules responsables de la lutte contre le pathogène.

La pneumonie s'accompagne généralement de symptômes tels que douleur et essoufflement, fièvre, frissons et toux accompagnés d'un flegme abondant. La pneumonie est classée par cause, qui peut être un agent bactérien, un virus, des champignons ou l'entrée d'une substance ou d'un corps étranger dans les poumons.

Bien qu'il soit courant que les patients hospitalisés développent une pneumonie en raison de leurs symptômes cliniques, la majorité des cas signalés dans le monde correspondent à une pneumonie communautaire.

Il s'agit par définition des infections respiratoires acquises dans l'environnement où le patient vit et travaille.

39. Différence avec la pneumonie nosocomiale

Il est important de différencier la pneumonie d'origine communautaire de la pneumonie nosocomiale. La contagion qui cause la pneumonie nosocomiale (NN) survient pendant le séjour dans un centre de santé ou un hôpital et se manifeste entre 48 et 72 heures après la sortie du patient.

Le principal danger de la pneumonie nosocomiale est qu'elle est causée par l'action de souches bactériennes qui ont développé une résistance à la plupart des antibiotiques en passant d'un individu malade à un autre dans un cycle répété plusieurs fois.

Les personnes qui souffrent d'implication du système immunitaire en raison d'une maladie, d'une blessure ou de médicaments et qui reçoivent une assistance respiratoire pendant de longues périodes sont plus susceptibles de souffrir d'une pneumonie nosocomiale. Cette condition est également valable pour les patients en dialyse, ainsi que pour le personnel de santé qui passe de longues heures dans ces centres de santé.

De son côté, la pneumonie d'origine communautaire est généralement due à l'action de bactéries ou de virus présents dans l'environnement, qui n'ont pas toujours développé de résistance aux antibiotiques modernes. L'apparition de l'épidémie est généralement liée à la propagation antérieure de la grippe ou de la grippe entre des personnes en bonne santé et des personnes malades qui partagent le même environnement.

40. Critères diagnostiques

Le diagnostic de pneumonie est principalement basé sur la présence de symptômes tels que fièvre élevée, toux et douleur thoracique ou douleur pleurétique.

Les images radiographiques montreront de grandes taches blanches sur les lobes d'un ou des deux poumons, ainsi que des signes possibles d'épanchement pleural. Une image de la pneumonie peut également être déterminée par les valeurs d'oxygène sanguin et de leucocytes.

Dans les cas où une pneumonie bactérienne est suspectée, des cultures de crachats ou de mucus peuvent être effectuées pour identifier l'agent pathogène et déterminer l'antibiotique à utiliser. Aujourd'hui, il existe des tests d'urine pour détecter l'antigène du pneumocoque et de la légionelle.

Dans les cas graves, une ponction pulmonaire peut être effectuée pour éliminer le liquide accumulé dans la paroi pleurale et des échantillons peuvent être prélevés, ainsi qu'une bronchoscopie pour prélever du mucus des voies respiratoires inférieures.

41. Bactéries pathogènes causales

Aux États-Unis, la cause la plus fréquente de pneumonie d'origine communautaire est l'infection par la bactérie *Streptococcus pneumoniae*.

Ce type d'infection survient généralement chez les patients qui viennent d'avoir un rhume ou une grippe grave, car leur système immunitaire est temporairement affaibli. Cependant, il peut également survenir sans qu'une condition respiratoire préalable ne se soit produite.

La pneumonie bactérienne peut toucher un ou les deux poumons. Il ne peut également se produire que dans un lobe du poumon ou dans tout l'organe.

Les patients atteints du VIH / SIDA contractent souvent une pneumonie sous l'action de la bactérie *Pneumocystis*.

Un deuxième type de pneumonie bactérienne est causé par *Mycoplasma pneumoniae*. Cette condition médicale est souvent appelée pneumonie errante, car ses symptômes sont plus légers que ceux causés par *une* infection à *Streptococcus pneumoniae*.

Pour cette raison, de nombreux patients n'ont pas besoin de repos ou de soins hospitaliers et peuvent récupérer en quelques jours. Bien qu'ils ne soient pas des bactéries, les champignons sont l'une des causes les plus fréquentes de l'origine pathogène de la pneumonie.

Ces champignons sont présents dans les sols des jardins et des champs, ou dans les zones où de grandes quantités d'excréments d'oiseaux sont déposées. Ils sont plus abondants dans les régions à climat chaud et humide. Plus une personne respire de champignons dans ces environnements, plus la probabilité de développer une pneumonie est grande.

42. Facteurs de risque et prévention

La pneumonie peut attaquer n'importe quel individu, quel que soit son âge ou son sexe. Cependant, les enfants de moins de 2 ans et les adultes de plus de 65 ans sont les groupes sociaux les plus susceptibles de souffrir de cette maladie. En plus de l'âge, il existe des facteurs de risque qui peuvent augmenter le risque de pneumonie.

Il s'agit notamment des éléments suivants:

Avoir une maladie pulmonaire obstructive chronique (MPOC) ou de l'asthme.

Souffrant d'une maladie cardiaque.

Être hospitalisé pendant une longue période dans une unité de soins intensifs, en particulier si vous recevez une respiration assistée par ventilateur.

Être un fumeur chronique ou exposé à la fumée de cigarette pendant plusieurs heures par jour (fumeur passif).

Avoir une maladie auto-immune ou affaiblir le système immunitaire.

Les personnes atteintes de fibrose kystique peuvent développer une pneumonie fréquemment en raison de l'accumulation continue de liquide dans leurs poumons, ce qui, entre autres, favorise la croissance des bactéries qui pénètrent dans les voies respiratoires supérieures.

Les personnes affectées par le VIH / SIDA, ainsi que les patients transplantés du poumon, des reins ou du foie, dont le système immunitaire est affaibli en raison de la maladie et de la consommation de médicaments anti-rejet, respectivement, sont également particulièrement vulnérables à la pneumonie.

Les patients cancéreux subissant une radiothérapie et une chimiothérapie sont également considérés comme à haut risque de pneumonie, ainsi que ceux souffrant de maladies inflammatoires qui nécessitent l'utilisation de stéroïdes pendant une longue période de temps.

L'habitude de fumer est un facteur qui favorise l'apparition d'une pneumonie récursive, car les produits chimiques présents dans la cigarette endommagent l'épithélium pulmonaire, où les barbes ou les cils qui balayent les particules de poussière et les cellules mortes sont situés à l'extérieur des poumons.

La meilleure prévention possible contre la pneumonie est la même que celle appliquée à toute autre maladie transmise par des bactéries ou des virus. Cela comprend le lavage des mains plusieurs fois par jour avec du savon et de l'eau ou une solution à base d'alcool.

Cela devrait être fait surtout si vous êtes en contact avec des surfaces touchées par un grand nombre de personnes, telles que des tables de restaurant, des bars, des portes, etc.

Les personnes qui présentent des symptômes de toux froide ou sévère doivent également éviter d'agiter la poignée de main. Dans ce cas, il est conseillé de maintenir une distance minimale d'un mètre avec la personne qui présente des symptômes respiratoires, même légers.

43. Pneumonie virale

Certains des virus responsables de la grippe peuvent provoquer une pneumonie, en particulier chez les enfants de moins de 5 ans et les adultes de plus de 65 ans. Cela se produit parce que leurs organismes ont moins de capacité à combattre l'action des virus, ce qui augmente la possibilité qu'ils affectent les poumons.

La pneumonie virale peut être causée par l'un des virus suivants:

Virus grippal.

Virus parainfluenza.

Virus respiratoire syncytial (RSV).

Adénovirus.

Virus de la rougeole.

De plus, les patients qui développent le plus fréquemment une pneumonie virale sont:

Bébés prématurés.

Nourrissons de moins de 10 ans ayant des problèmes pulmonaires ou cardiaques.

Les personnes infectées par le VIH / SIDA.

Patients cancéreux subissant une chimiothérapie, une radiothérapie ou des médicaments qui affectent le système immunitaire.

Les personnes qui ont subi une greffe d'organe et qui prennent des médicaments anti-rejet.

D'une manière générale, les pneumonies causées par des virus présentent des symptômes légers à modérés et ne conduisent que dans certains cas à des cas graves qui mettent la vie du patient en danger.

44. Pneumonie due à COVID -19

En dépit d'une capacité de contagion beaucoup plus élevée que d'autres maladies causées par le coronavirus, la maladie COVID -19 présente généralement des symptômes bénins. Dans la plupart des cas, les personnes infectées n'ont qu'une toux sèche, un mal de gorge, un essoufflement et une fièvre de 38 °C.

Ce n'est que dans les cas modérés ou graves que se développe une image de pneumonie. Dans ces cas, les chances de décès sont considérablement augmentées si le patient est âgé ou souffre d'une autre maladie sous-jacente.

La pneumonie à COVID- 19 se caractérise par une accumulation excessive de liquide et de mucosités dans les poumons, ce qui réduit pratiquement sa capacité à oxygéner le sang à moins de 30%.

Les images radiographiques et les tomodensitogrammes de patients COVID- 19 avec des images de pneumonie montrent de grandes zones opaques appelées "opacité du verre dépoli" indiquant une obstruction sévère des alvéoles, des bronchioles et des bronches.

45. Différences avec d'autres pneumonies

La pneumonie causée par la maladie COVID-19 représente un risque grave pour la vie du patient si elle n'est pas traitée à temps. Plus de 50% des décès enregistrés dans la ville chinoise de Wuhan au cours des 60 premiers jours de l'épidémie de COVID-19 correspondaient à des personnes âgées qui ont développé une pneumonie sévère.

De leur côté, les personnes n'ayant pas souffert de pneumonie se sont rétablies en environ deux semaines dans près de 80% des cas et aucune séquelle majeure n'a été constatée. Cela contraste avec d'autres pneumonies induites par des coronavirus telles que le MERS-CoV 2012 et le SARS-CoV 2002, où le taux d'infection était plus faible mais la mortalité beaucoup plus élevée.

Dans les deux épidémies, 75% des personnes infectées ont développé une pneumonie virale et les personnes récupérées ont subi des séquelles qui comprenaient la perte permanente de jusqu'à 30% de leur capacité respiratoire en raison de dommages à leurs tissus pulmonaires.

46. Syndrome respiratoire aigu sévère

Le syndrome respiratoire aigu sévère (SRAS) est une maladie du système respiratoire causée par le coronavirus SARS-CoV -2, ainsi que d'autres maladies infectieuses ou non infectieuses.

Étant la dernière complication de la maladie, COVID -19 est contagieux et peut être mortel. Il a été récemment décrit en Chine en 2002 et s'est propagé dans divers pays par le biais de voyageurs infectés, lors de l'épidémie de SRAS-CoV-1.

Cette maladie présente des symptômes pseudo-grippaux, notamment une toux sèche, un essoufflement, une fièvre de 38 °C et des frissons, des douleurs musculaires, des maux de tête et parfois des vomissements et de la diarrhée.

Grâce aux efforts internationaux, l'épidémie a été maîtrisée et depuis 2004, il n'y a eu aucun nouveau cas de SRAS par SARS-Cov-1 dans le monde.

47. Septicémie respiratoire et choc septique

Les patients souffrant d'une pneumonie, comme dans le cas de l à COVID -19, le SRAS et MERS peuvent développer un processus infection grave qui provoque à son tour une réaction défensive extrême de l'organisme.

La production de leucocytes et de flegme est augmentée pour essayer d'expulser les agents infectieux des poumons et ceux-ci se remplissent de liquide comme réponse allergique à l'infection.

Ces conditions peuvent favoriser le développement d'une septicémie respiratoire, due à la prolifération de bactéries opportunistes dans l'environnement chaud et humide des poumons. À son tour, l'infection peut passer dans le sang du patient et affecter des organes tels que le cœur, le foie, l'intestin et les reins.

L'organisme entre dans un état de choc septique dû à l'accumulation de toxines produites par les bactéries et les virus, ainsi qu'à la défaillance des reins et du foie, responsables de la filtration du sang.

48. Complications respiratoires supplémentaires

Les personnes atteintes de pneumonie peuvent développer des complications qui affectent la fonction d'organes autres que les poumons.

La plus fréquente dans la s pneumonie sévère est bactériémie, qui se produit lorsque la bactérie infecte les poumons passent la circulation sanguine et se propage à d'autres organes.

La bactériémie peut être à l'origine d'une insuffisance organique et d'une septicémie qui peuvent être mortelles chez les enfants et les personnes âgées.

49. Insuffisance d'organes multiples

Comme mentionné ci-dessus, la pneumonie à son stade le plus grave peut conduire à une bactériologie, qui est la propagation d'une infection pulmonaire au sang et, de là, à des organes tels que le foie, le cœur, le cerveau, les reins et l'intestin.

Une infection incontrôlée peut entraîner la défaillance d'un ou plusieurs de ces organes, ce qui augmente à son tour l'accumulation de toxines et de déchets métaboliques dans le corps. L'insuffisance rénale est l'une des premières conséquences d'une pneumonie sévère, suivie d'une insuffisance hépatique.

De plus, de nombreux antibiotiques utilisés dans la lutte contre la pneumonie bactérienne peuvent avoir des effets néfastes sur le foie et les reins et contribuer à son échec à court et moyen terme.

50. Décharge médicale pour pneumonie

Les patients atteints de pneumonie sont libérés lorsque le processus inflammatoire dans les poumons cesse et que les examens cliniques indiquent que l'infection a disparu après le traitement aux antibiotiques et au repos.

Cependant, cela ne signifie pas que le patient sera en parfaite santé, car il existe plusieurs symptômes et séquelles qui nécessitent plus de temps pour disparaître.

La toux associée à la pneumonie prend généralement 1 à 2 semaines pour s'améliorer complètement. L'appétit et le sommeil peuvent être affectés jusqu'à une semaine après la disparition des symptômes de pneumonie.

En plus de cela, les douleurs musculaires et une sensation de fatigue physique peuvent durer jusqu'à un mois après la sortie du patient atteint de pneumonie.

Dans la plupart des cas, les médecins donneront aux patients un repos de 30 jours pour favoriser leur rétablissement complet d'une telle condition.

Partie VI. Risque élevé de mortalité

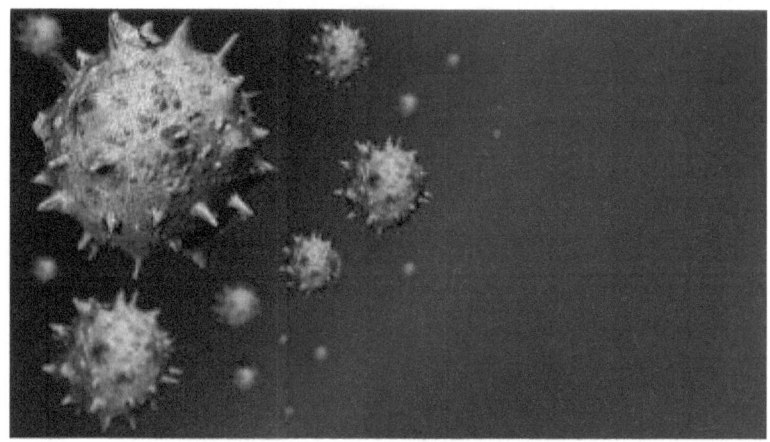

51. Maladies cardiovasculaires

Une étude publiée par l'American College of Cardiology a noté que les patients atteints de maladies cardiovasculaires qui contractent COVID -19 ont un taux de mortalité de 10,5%. Cela correspond aux observations faites lors de précédentes flambées de maladies à coronavirus, où il a été constaté que les patients les plus sévères avaient également tendance à avoir des blessures ou des problèmes cardiovasculaires.

De plus, les patients sans problèmes cardiaques antérieurs ont développé ce type de maladie lorsque leurs symptômes ont atteint un niveau critique, dans lequel ils avaient besoin de soins intensifs.

Les arythmies, les syndromes coronariens aigus et l'apparition ou l'exacerbation de l'insuffisance cardiaque figurent parmi les complications pouvant affecter les patients sévères atteints de COVID -19.

Le COVID -19 génère une vasculite du procédé, ou une inflammation des vaisseaux sanguins et une inflammation de la couche médiane du muscle cardiaque, appelés myocardite.

Les données obtenues à partir de cas cliniques de COVID -19 à Wuhan, en Chine, ainsi qu'aux États-Unis, indiquent que les personnes de plus de 65 ans souffrant d'hypertension ou de maladie coronarienne sont plus susceptibles de contracter la maladie du SRAS-CoV-2 et de développer des symptômes sérieux.

Des études mondiales indiquent une relation entre les niveaux de troponine T (TnT) et le taux de mortalité des patients cardiaques infectés par COVID -19. Plus le niveau de TnT est élevé, plus la probabilité de développer une condition critique et même de mourir de COVID -19 est grande.

52. Personnes âgées

Le taux de mortalité de l à COVID -19 est relativement faible par rapport aux maladies antérieures comme le coronavirus du SRAS (2002) et les MERS (2012).

À l'échelle mondiale, jusqu'en Mars 2020 ne 0,66 pour cent des personnes infectées entre 20 et 40 ans est mort de complications de l à COVID -19. Cependant, en Chine, il avait déjà été détecté que ce pourcentage augmentait considérablement dans la fourchette des 70 à 78 ans, où la mortalité atteignait 8%.

À son tour, chez les patients de plus de 80 ans, le taux de mortalité est passé à 14,8%.

En outre, il a été constaté que la moitié des cas mortels correspondaient à des adultes de plus de 60 ans, dont beaucoup souffraient d'autres conditions antérieures telles que le diabète, l'hypertension, le cancer ou des insuffisances rénales ou hépatiques.

Des études réalisées dans le cadre de l'avancée de la pandémie en Europe et aux États-Unis ont confirmé que les personnes âgées sont plus susceptibles de développer des symptômes graves ou de mourir.

53. Fumeurs

Des études préliminaires indiquent que les fumeurs actifs et passifs sont plus à risque de complications s'ils sont infectés par COVID-19 que les autres patients respiratoires, tels que les asthmatiques.

Les spécialistes du monde entier conviennent que le tabac produit une réaction dans le tissu pulmonaire qui favorise le mécanisme de liaison du coronavirus SARS-CoV-2 avec les cellules des poumons et augmente donc la vitesse de contagion.

Cinq essais menés par des universités chinoises en janvier et février 2020 ont révélé que, comme pour la grippe ou la grippe, les fumeurs sont deux fois plus susceptibles de recevoir COVID-19 qu'un non-fumeur du même âge.

L'une des raisons est que le tabagisme cause des dommages permanents à l'épithélium pulmonaire, responsable de la protection des poumons contre les infections, ainsi que de l'expulsion de la poussière, des bactéries et des cellules mortes.

De plus, le coronavirus SARS-CoV-2 a survécu jusqu'à 3 heures sur des surfaces telles que le cuivre et le carton, ainsi que suspendu dans des microgouttelettes d'aérosols et dans la fumée de tabac et les nouvelles cigarettes électroniques.

Cela implique qu'un fumeur infecté par COVID-19 peut infecter toute personne à proximité qui respire la fumée expirée, qui transportera le virus actif.

L'analyse statistique de milliers de personnes souffrant de COVID-19 à Wuhan et dans d'autres villes chinoises a indiqué que les patients fumeurs développaient des symptômes graves à sévères plus fréquemment que les non-fumeurs.

De plus, les fumeurs étaient également le groupe qui avait le plus besoin d'une assistance respiratoire et de soins intensifs dans les cas graves, avec 16,9% des cas, contre 7,6% qui étaient d'anciens fumeurs et 5,2% qui n'en avaient jamais consommé tabac.

A cela s'ajoute que les fumeurs représentaient 25,8% des personnes décédées contre 11,8% pour les non-fumeurs.

54. Alcoolisme

La dépendance à l'alcool a des conséquences sur le système immunitaire, ce qui expose la personne à un taux plus élevé d'infections par des virus tels que le nouveau COVID -19.

De plus, l'alcool annule l'effet de la plupart des antibiotiques et des antiviraux utilisés dans le traitement de la pneumonie et les infections sont secondaires causées par COVID -19.

Dans certains cas, l'alcool augmente la toxicité et les effets secondaires de certains médicaments, ce qui peut affecter la fonction rénale et hépatique.

À cela s'ajoute qu'une partie de l'alcool qui pénètre dans l'organisme est expulsée par la respiration, irritant le tissu pulmonaire.

55. Asthme bronchique

L'asthme est un processus inflammatoire du système respiratoire produit par une réponse immunitaire du corps à des facteurs physiques et émotionnels.

L'asthme bronchique est considéré comme une condition qui augmente considérablement le risque de contracter COVID-19 et de développer des symptômes graves. Chez les asthmatiques chroniques, les cellules inflammatoires peuvent causer des dommages aigus aux poumons.

Chez les personnes infectées par COVID-19, le virus provoque une toux sèche et des difficultés à respirer car plus de mucosités ou de mucus sont générés et du liquide s'accumule dans les poumons.

Cela peut représenter un risque grave pour les patients asthmatiques, qui peuvent développer un processus inflammatoire aigu et nécessiter des soins intensifs, une respiration assistée ou même mourir d'une défaillance totale du système respiratoire.

56. Maladie pulmonaire chronique

Les patients atteints de maladies du système respiratoire telles que la maladie pulmonaire obstructive chronique (MPOC), la fibrose pulmonaire idiopathique (IPF) et l'asthme peuvent présenter plusieurs symptômes très similaires à ceux de la maladie COVID-19.

Ces symptômes comprennent une dyspnée, une toux sèche et un malaise général. Dans de nombreux cas, ces patients ne consultent pas de médecin lorsqu'ils reçoivent COVID - 19, car ils pensent que leurs symptômes correspondent à leurs anciennes affections pulmonaires.

Les personnes atteintes d'une maladie pulmonaire chronique courent un risque grave si elles contractent COVID -19, car cette maladie peut provoquer une pneumonie modérée à sévère.

De plus, COVID -19 provoque de graves lésions diffuses dans tout le poumon, réduisant encore le niveau d'oxygène dans le sang chez les personnes affectées par des maladies pulmonaires sous-jacentes.

Les patients atteints d'une pneumonie COVID - 19 sévère qui parviennent à se rétablir peuvent présenter des lésions pulmonaires permanentes qui réduisent leur capacité respiratoire jusqu'à 30%.

Cela est grave chez une personne auparavant en bonne santé et en bonne forme physique, mais beaucoup plus dans le cas de ceux qui ont déjà subi une diminution de leur capacité respiratoire en raison d'autres maladies pulmonaires chroniques.

57. Diabète sucré

Les personnes de plus de 60 ans, ainsi que celles ayant déjà souffert d'asthme, de diabète sucré et de problèmes cardiaques, représentent le groupe présentant le risque de complications et de décès par COVID -19 le plus élevé.

Lors de l'analyse des données de plus de 10000 personnes infectées dans la ville chinoise de Wuhan, il a été constaté que les diabétiques représentaient jusqu'à 20% des personnes infectées ayant développé des symptômes sévères et sévères.

À son tour, parmi les cas les plus graves, les diabétiques ont atteint un taux de mortalité de 7,3%. C'est beaucoup plus élevé que le taux de mortalité parmi les personnes gravement infectées sans diabète ou autres maladies sous-jacentes, qui n'était que de 0,9%.

L'une des raisons de ce taux de mortalité élevé des diabétiques infectés par COVID -19 est qu'ils ont une plus grande tendance à développer des infections virales car leur système immunitaire est compromis.

Ces personnes ont des globules blancs avec une capacité de phagocytose réduite, ce qui complique leur réponse à la présence du SRAS-CoV-2 et allonge le temps nécessaire pour se remettre d'une infection.

À cela s'ajoute le fait que le SARS-CoV-2 et d'autres virus peuvent se développer plus rapidement chez les personnes ayant un taux de glucose sanguin élevé.

De plus, les patients diabétiques produisent moins d'interféron, une molécule d'une grande importance dans la réponse organique aux virus, ainsi que le CD8 ou un dysfonctionnement cytotoxique.

58. Obésité

L'obésité n'est pas en soi un facteur de risque mortel pour une infection par COVID-19, mais les maladies liées à cette condition, comme le diabète, l'hypertension et les problèmes respiratoires, le sont.

Des études statistiques effectuées par les Centers for Disease Control aux États-Unis ont révélé que dans la ville de la Nouvelle-Orléans, le taux de cas mortels par COVID-19 a doublé celui de l'État de New York, malgré le nombre moindre de cas confirmés.

En effet, de nombreux patients de la Nouvelle-Orléans étaient des personnes de plus de 12 kilogrammes ou obèses morbides et souffrant de conditions antérieures telles que l'hypertension, le diabète et l'asthme. Une autre raison pour laquelle les personnes obèses atteintes de COVID-19 ont plus de chances de mourir si leur état s'aggrave est qu'elles ont un système immunitaire plus faible que la personne moyenne en surpoids.

De plus, un grand pourcentage de personnes obèses souffrent d'apnée du sommeil, une condition qui affecte leur respiration pendant le sommeil et provoque une baisse du taux d'oxygène dans le sang.

De plus, dans de nombreux cas, le transport d'une personne obèse compliquée de COVID-19 est plus difficile ou nécessite même de grands efforts pour les faire sortir de leur domicile et les emmener à temps dans un centre de santé.

Un autre problème auquel ils sont confrontés est la difficulté à effectuer des tomodensitogrammes et des plaques à rayons X, ainsi qu'à les intuber ou à leur procurer un lit adapté à leur poids et à leur taille s'ils ont besoin de soins intensifs.

59. Hypothyroïdie

L'hypothyroïdie est une condition dans laquelle la glande thyroïde produit moins d'hormones que la normale. On considère qu'au moins 5% de la population mondiale souffre d'hypothyroïdie.

Face à la pandémie COVID-19, ces types de patients présentent un risque de mortalité qui varie en fonction de la manifestation de la maladie.

Les personnes ayant une déficience thyroïdienne ont tendance à développer un surpoids, une condition qui à son tour entraîne des problèmes d'hypertension et une circulation sanguine dans les membres inférieurs. Les personnes atteintes d'hypothyroïdie prennent non seulement du poids sans augmenter leur apport alimentaire, mais souffrent également souvent de fatigue chronique ou de manque d'énergie.

La cause la plus fréquente d'hypothyroïdie est la soi-disant maladie de Hashimoto, dans laquelle le système immunitaire attaque la thyroïde. Cela provoque une inflammation permanente de la thyroïde et un dysfonctionnement dans la production d'hormones.

Les autres causes sont les traitements de radiothérapie, les effets secondaires de certains médicaments pour des maladies du foie ou des reins ou pour des causes congénitales.

En général, le taux de mortalité de ces patients lors de la prise de COVID-19 n'est pas directement lié au problème de leur thyroïde, mais en raison de la détérioration des conditions physiques générales de leur corps qui en dérive.

60. Insuffisance surrénale

Les personnes souffrant d'insuffisance surrénale sont sujettes à développer des conditions sévères à sévères si elles contractent COVID -19, car leur corps est particulièrement vulnérable aux infections ou aux blessures.

En effet, vos glandes surrénales ne peuvent pas produire la quantité requise d'hormones comme l'aldostérone et le cortisol, qui sont impliquées dans l'équilibre de la pression artérielle et de la glycémie.

En outre, ce problème modifie également le mécanisme par lequel le corps maintient la relation entre l'eau et le sel dans le sang.

L'une des conséquences de cela est que le corps perd sa capacité à lutter contre les infections virales ou bactériennes.

De plus, la récupération des blessures ou des maladies des tissus musculaires, conjonctifs ou osseux ralentit.

Dans les deux cas d'insuffisance surrénalienne primaire (maladie d'Addison) ou d'insuffisance surrénale secondaire (due à l'hypopituitarisme), les traitements sont généralement basés sur l'apport en glucocorticoïdes.

Si le patient développe une toux sèche et de la fièvre, comme dans les cas graves à sévères de COVID -19, la dose est généralement doublée jusqu'à disparition des symptômes. Cependant, dans certains cas de patients COVID- 19 sévères, il a été noté qu'ils sont aussi vulnérables aux infections bactériennes et virales que les patients diabétiques, considérés comme à haut risque.

De plus, les glucocorticoïdes prescrits pour contrôler l'insuffisance surrénalienne peuvent affecter la réponse immunitaire du corps, donc si la personne contracte COVID-19, elle serait vulnérable aux agents pathogènes qui pourraient aggraver ses symptômes respiratoires et provoquer une défaillance organique.

61. Maladie rénale chronique

Société internationale de néphrologie (NAS) a indiqué que n'a pas encore montré que l à COVID-19 altérations de cause de la fonction rénale chez les patients avec des boîtes légères ou modérées. Cependant, chez les patients de COVID-19 présentant des symptômes graves et nécessitant une hospitalisation, il a trouvé une perte de 25 à 50% de la fonction rénale.

Les tests d'urine chez ces patients montrent des signes de lésions rénales, telles que la protéinurie et l'hématurie. Des niveaux accrus de créatinine et d'azote uréique sont également détectés lors de vos tests sanguins.

Cela confirme les théories précédentes qui indiquent que le coronavirus SARS-CoV-2 peut affecter les reins parce que les cellules de ceux-ci, ainsi que des poumons, ont des cellules avec des récepteurs appelés ECA2, particulièrement liés aux protubérances ou aux pointes de la couche externe du coronavirus. Cela aide le virus à infecter ces cellules et à se multiplier à un rythme rapide.

Cependant, le NAS a indiqué que moins de 15% des patients atteints de COVID-19 développent un tableau de lésions rénales aiguës.

Dans tous les cas, le NAS recommande de surveiller la fonction rénale de toutes les personnes infectées par COVID-19, qu'elles aient ou non déjà souffert d'une maladie rénale chronique, en utilisant le taux de filtration glomérulaire (DFG) maladie rénale chronique qui subit une dialyse dans les centres de santé où ils sont infectés par COVID-19.

Ces patients peuvent développer des pneumonies nosocomiales et, en eux-mêmes, ont tendance à avoir une fonction immunitaire diminuée, ce qui les rend sujets à de graves symptômes s'ils sont infectés par COVID-19.

62. VIH / SIDA

Les porteurs du virus de l'immunodéficience humaine (VIH) qui sont en bonne santé ont le même risque d'être infectés par COVID-19 que les personnes en bonne santé du même âge. Si le porteur du VIH est infecté par COVID-19 mais n'a pas d'autres pathologies antérieures, il montrera une évolution similaire à celle de toute autre personne sans VIH.

En si le patient a développé le syndrome d'immunodéficience acquise (SIDA) causée par le VIH, le risque d'infection et de complications augmente sensiblement. Il arrive que le corps perd la capacité de se défendre contre les infections par des champignons, des bactéries et des virus.

Les chances de survivre à l à COVID-19 dépendent du niveau des patients de l'immunodéficience, le type de traitement que vous recevez et votre âge.

Il est à noter que jusqu'à présent n'a pas été démontré que les médicaments antiviraux utilisés pour traiter le VIH-SIDA ont un effet Protec tor contre l à COVID-19.

Il n'y a également aucune preuve que le chélopinavir, le ritonavir et d'autres médicaments inhibiteurs de la protéase ont un effet protecteur contre le SRAS-CoV-2 pénétrant dans les cellules de la personne infectée.

À cet égard, les autorités sanitaires européennes recommandent à ces patients de prendre la dose prescrite d'antiviraux, qu'ils aient ou non du COVID-19, et de s'abstenir de la modifier en dehors de la recommandation des médecins traitants.

Malheureusement, quelque 15 millions de personnes séropositives n'ont pas accès aux médicaments antiviraux, selon les Nations Unies (ONU).

63. Transplanté

Les patients ayant reçu une greffe de rein, le foie, le cœur et les poumons sont co nsiderados à risque élevé de l à COVID -19.

Dans le cadre du processus postopératoire d'une greffe, ces personnes doivent prendre des médicaments immunosuppresseurs, ce qui réduit la réactivité du système immunitaire. C'est un moyen d'empêcher ce système d'attaquer l'organe transplanté, que vous considéreriez comme un corps étranger.

Cela rend le patient plus vulnérable à l'action du SRAS-CoV-2 et à toute autre bactérie ou virus. En cas de transplantation d'organes infectés par COVID -19, le traitement recommandé consiste à réduire la dose d'immunosuppresseurs dès l'apparition des symptômes de la maladie, afin qu'ils aient la possibilité de se protéger contre les infections secondaires.

64. Utilisation de stéroïdes

Les médicaments à base de corticostéroïdes ont été utilisés avec des résultats mitigés dans le traitement des patients atteints du syndrome respiratoire aigu sévère (SRAS) en 2002 et du syndrome respiratoire du Moyen-Orient (MERS) en 2012.

Bien que des stéroïdes aient été utilisés dans certains centres de santé européens pour traiter la pneumonie au COVID- 19, l'Organisation mondiale de la santé a découragé leur utilisation dans la mesure du possible.

L'une des raisons est que les corticostéroïdes réduisent le processus inflammatoire lié à l'infection dans les poumons du patient COVID -19.

Cela permet théoriquement de réduire le risque de lésions pulmonaires aiguës et de détresse respiratoire associées aux cas modérés et graves de pneumonie à COVID- 19.

Cependant, les corticostéroïdes réduisent également la réactivité du système immunitaire, ce qui favorise les infections par des bactéries ou des virus, augmentant le risque de choc septique ou de défaillance d'organe.

De plus, il ne sait pas encore au profit des anti - processus de thérapie de stéroïdes inflammatoires affectant les poumons de façon Agre sive fait comme l à COVID - 19. Pour cette raison, l'OMS recommande d'attendre de nouvelles études qui clarifient la commodité ou non de l'utilisation de stéroïdes dans le traitement des patients atteints de cette maladie.

65. Immunosupprimé

Les patients immunodéprimés sont ceux dont le système immunitaire est affaibli par une maladie génétique, une maladie ou par l'action d'un médicament ou d'un agent externe. Par conséquent, ce groupe fait face à un risque élevé de complications et de décès s'il est infecté par COVID-19.

Les patients immunodéprimés comprennent ceux affectés par le virus de l'immunodéficience humaine (VIH) et son syndrome d'immunodéficience acquise (SIDA) qui en résulte. Chez ces personnes, le système de défense est pratiquement détruit, ce qui facilite l'apparition de toutes sortes d'infections bactériennes, virales ou fongiques dans les poumons et d'autres organes.

Les personnes atteintes de diabète peuvent également avoir un système immunitaire affaibli. Un cas particulier à mentionner est le cas des personnes souffrant de problèmes nutritionnels, que ce soit l'obésité ou la malnutrition, qui voient généralement la capacité de leur corps à se défendre contre les infections réduite.

Le groupe de patients cancéreux, qui ont besoin de médicaments immunosuppresseurs, présente également un risque sérieux de complications et de décès lorsqu'ils sont infectés par COVID -19.

66. Malades mentaux et handicapés

Les malades mentaux sont parmi les groupes les plus vulnérables à la contagion avec COVID -19. Les autorités chinoises ont découvert au début de Février 2020 beaucoup pacie vant mentale avait acquis l à COVID -19 après une exposition à la contagion ne peut pas suivre consciemment les précautions de base pour éviter tout contact avec des personnes malades et des objets contaminés.

D'autres ont été exposés au virus dans les services psychiatriques et les établissements où ils étaient détenus, qui dans de nombreux cas ne disposaient pas de mesures sanitaires adéquates pour prévenir une infection de ce type.

Une situation qui affecte les malades mentaux est la stigmatisation dont ils font l'objet dans le système de santé de nombreux pays, ce qui rend difficile pour eux de recevoir des soins en temps opportun lorsqu'ils présentent des symptômes de COVID -19.

En outre, son traitement peut nécessiter plus d'attention et de temps de la part du personnel de santé, qui dans de nombreux cas est déjà submergé par des cas de COVID- 19 parmi la population générale.

La COVID -19 société provoque également une vague de peur et de l'anxiété, ce qui peut aggraver la santé mentale de ces patients, tout en quarantaines et des restrictions à la circulation des personnes peuvent affecter les performances des consultations régulières et des thérapies dont ils ont besoin.

Partie VII. Épidémiologie mondiale et communautaire

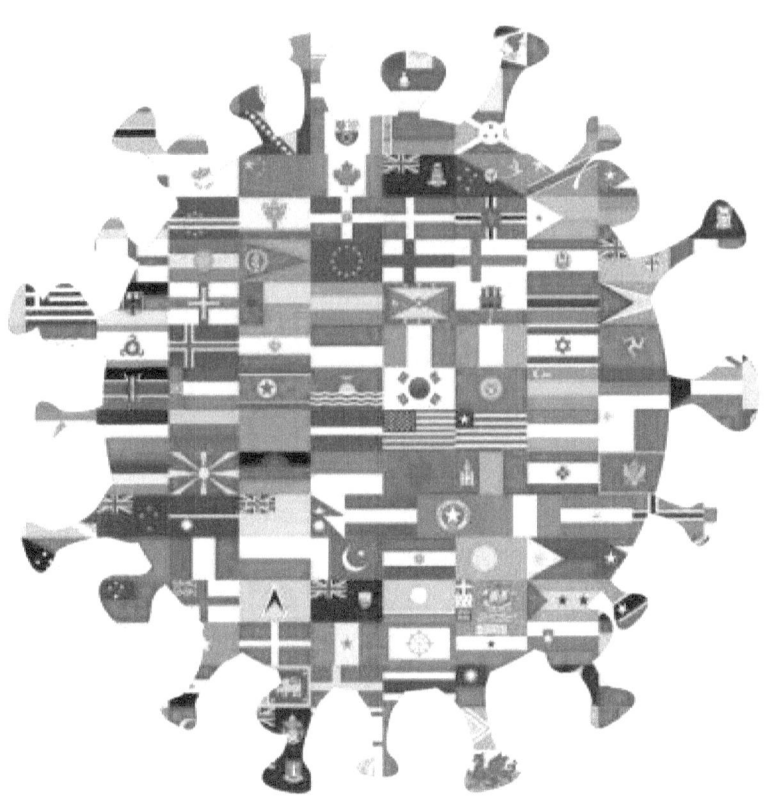

67. Les épidémies dans l'histoire de l'humanité

Depuis que l'humanité conserve un enregistrement oral ou écrit de son histoire, il y a eu un grand nombre d'épidémies qui ont tué des millions de personnes dans différentes régions du monde.

De nombreuses épidémies ont été causées par un seul agent infectieux et dans d'autres par une combinaison de deux ou plusieurs maladies, favorisées par de mauvaises conditions d'hygiène et une mauvaise alimentation de la population.

De 430 avant JC au 21e siècle, il y a eu 20 pandémies, ou épidémies mondiales ou extracontinentales. Parmi ceux-ci, les quatre plus destructeurs correspondent aux épidémies de variole, de grippe espagnole, de VIH-SIDA et de la soi-disant peste noire.

L'épidémie de variole est considérée comme la plus mortelle de toute l'histoire de l'humanité, ainsi que la plus ancienne, car cette maladie sévit depuis environ 12 000 ans. Depuis lors, plus de 300 millions d'hommes, de femmes et d'enfants sont morts du virus Poxvirus responsable de la variole.

L'épidémie la plus grave s'est produite entre 1520 et 1533, lorsque plus de 56 millions d'indigènes d'Amérique centrale et d'Amérique du Sud sont morts, infectés par des conquérants espagnols contre lesquels ils se battaient.

Ce n'est qu'en 1800 qu'un vaccin contre la variole est apparu, amorçant un plan de vaccination universel qui a permis à la planète d'être déclarée indemne de cette maladie à la fin des années 1970.

La rougeole est une autre maladie caractérisée par des épidémies mortelles. On estime que depuis son apparition dans les temps anciens, il a fait plus de 200 millions de victimes. Jusqu'à l'invention d'un vaccin en 1963, cette maladie est apparue en cycles de 2 à 3 ans, provoquant à chaque fois environ 2 millions de décès.

Une autre épidémie ancienne et mortelle qui a marqué l'histoire était la peste noire, ou peste bubonique, causée par le bacille de *Yersinia pestis*.

En 1347, une pandémie de peste noire s'est déclarée qui, au cours des 4 années suivantes, a tué 50 millions d'Européens et 150 millions de personnes en Asie et en Afrique. Dans l'ensemble, on estime qu'elle a anéanti à l'époque 42% de la population mondiale.

Le bacille *Yersinia pestis a* été transmis par la piqûre de poux et de puces qui ont atteint l'Europe chez les rats noirs qui infestaient les navires en provenance de Chine. Ses symptômes étaient des ganglions lymphatiques enflés dans le corps et les organes sexuels, ainsi que des pustules sur la peau et une nécrose des membres.

Une autre pandémie mortelle qui a été enregistrée dans l'histoire récente a été la grippe espagnole de 1918. Elle a été causée par une souche du virus de la grippe qui a émergé au Kansas, aux États-Unis, et a été amenée en Europe par des soldats au cours de la phase finale de la Première Guerre. Monde. Ces soldats infectés sont arrivés en France par le port de Brest et en quelques semaines, l'épidémie s'est propagée en Grande-Bretagne, en Allemagne, en Italie et en Espagne.

Au cours des 12 prochains mois, il a tué 50 millions de vies en Europe et 50 millions aux États-Unis et dans le reste du monde.

Le nom de la grippe espagnole est dû au fait que la pandémie a été largement parlée dans ce pays et qu'elle n'a pas été censurée par les médias, comme elle l'a fait dans les autres nations impliquées dans la Première Guerre mondiale.

Avant la récente pandémie de COVID-19, celle qui causait le plus de peur au monde était celle du virus de l'immunodéficience humaine (VIH), qui est apparu aux États-Unis en 1981. Il est censé provenir de singes africains et de là, il s'est propagé à les humains.

Ce virus est transmis par les fluides vaginaux et la salive lors des contacts sexuels, ainsi que par les transfusions sanguines ou par le partage d'aiguilles contaminées entre les personnes dépendantes de drogues.

La mère infectée peut transmettre le VIH au fœtus pendant la grossesse ou au nouveau-né pendant la lactation. S'il n'est pas traité à temps avec des rétroviraux, son taux de mortalité est de 80%.

Les personnes infectées développent le syndrome d'immunodéficience acquise (SIDA), un processus destructeur du système immunitaire qui expose le patient à la mort d'une pneumonie et de diverses infections.

De 1981 à aujourd'hui, le VIH-SIDA a tué environ 35 millions de personnes et 37 millions de plus sont infectés dans le monde, selon l'OMS.

68. Précédentes épidémies de coronavirus

En 2003, l'OMS a publié une alerte mondiale sur une épidémie d'un nouveau type de pneumonie qui était apparu dans la région de Guangzhou, en Chine. La maladie a été appelée syndrome respiratoire aigu sévère (SRAS), et un groupe de chercheurs chinois a identifié un coronavirus lié à la chauve-souris comme étant à l'origine de cette maladie.

Ce coronavirus a été nommé SARS-CoV et bien qu'une méthode de détection rapide ait pu être développée, il n'a pas été possible de trouver un médicament suffisamment efficace pour contrer son action dans l'organisme.

Le SRAS se caractérise par une pneumonie sévère, une fièvre supérieure à 38 °C et de graves complications organiques, le tout dans un laps de temps relativement court à compter de l'apparition des premiers symptômes.

Selon l'OMS, l'épidémie de SRAS de 2003 a touché 8098 personnes dans 24 pays à travers le monde, dont 774 sont décédées.

Cela donne un taux de létal ité au SRAS-CoV de 9,6%.

D'un autre côté, en 2012, l'apparition d'une maladie respiratoire grave a été signalée en Arabie saoudite, qui s'est propagée à Oman, en Jordanie et dans d'autres pays du Moyen-Orient par le biais de voyageurs. Cela a été nommé syndrome respiratoire du Moyen-Orient (MERS) et un coronavirus lié aux chameaux a été identifié comme sa cause, bien que plus tard la contagion se soit produite par contact personnel direct.

Ce coronavirus a été nommé MERS-CoV. Les symptômes du MERS comprennent une forte fièvre, une toux sèche et un essoufflement.

Depuis sa création en 2012 pour présenter les MERS il a tué 820 personnes et infectées à 2357, ce qui représente un taux de le ainsité de 34,8%.

69. Début, développement et fin de la pandémie

La pandémie commence au moment où une maladie se propage au-delà d'un pays et affecte d'autres nations et continents. L'OMS a souligné que les pandémies sont principalement liées aux maladies infectieuses causées par des virus ou des bactéries récemment émergents, pour lesquels la population n'a pas d'immunité naturelle.

De plus, la pandémie est favorisée par la réponse tardive des systèmes de santé due au manque d'équipement ou à l'absence de traitement ou de vaccin efficace contre la nouvelle maladie.

Le développement d'une pandémie est généralement rapide mais court et son niveau de gravité n'est pas toujours évalué uniquement en raison du nombre de décès qu'elle provoque.

Dans de nombreux cas, la gravité se situe dans les milliers de patients qui peuvent survenir en peu de temps, ce qui génère un grave problème de santé publique.

Par exemple, la pandémie de grippe espagnole a été à la fois rapide et mortelle. En seulement 12 mois, 50 millions de personnes sont mortes dans le monde, soit plus que les victimes de la Première Guerre mondiale, qui a duré 4 ans.

Les pandémies prennent fin lorsque de nouveaux cas n'apparaissent que dans la même zone géographique ou le même pays et ne transcendent pas les frontières nationales.

70. Possibilités d'endémies locales

Un endémique est défini comme l'apparition régulière d'une maladie dans la même région ou le même pays et dans un nombre similaire de cas à chaque cycle. Bien qu'une maladie puisse également survenir dans d'autres pays, elle est considérée comme endémique lorsqu'elle réapparaît en continu dans la même zone géographique et maintient un nombre régulier de personnes infectées.

Par exemple, le paludisme est une maladie endémique dans les pays tropicaux et malgré les contrôles et les traitements appliqués par différents gouvernements, on estime qu'il infecte chaque année quelque 300 millions de personnes.

Dans le cas de l à COVID -19 plusieurs études en cours pour évaluer la possibilité que le SRAS-CoV-2 acquiert des qualités endémiques. Certains cas de personnes qui ont été réinfectés après avoir été libéré de la Corée du Sud et la Chine, ils doutent que les gens peuvent se développer au fil du temps une immunité naturelle contre la COVID - 19.

Cela donne à penser à certains chercheurs que la COVID - 19 pourrait refaire surface de temps à autre dans un endroit, devenir une maladie endémique.

Pour cette raison, il s'efforce de mettre fin à la propagation du virus à un niveau qui rompt sa permanence au sein du même groupe humain.

71. Mesures locales, nationales et internationales

Dans le cadre de la pandémie COVID -19, différentes mesures locales, nationales et internationales peuvent être appliquées pour enrayer la contagion.

Au niveau local, les plus utilisés sont la quarantaine, l'éloignement social et l'isolement social. La quarantaine consiste en la fermeture pendant plusieurs heures ou définitivement des familles dans leurs maisons.

Pour sa part, l'éloignement social consiste en une mesure de séparation d'au moins 1 mètre entre les personnes qui doivent sortir dans la rue pour acheter de la nourriture ou des médicaments, travailler ou utiliser les transports en commun.

L'isolement social s'applique généralement à ceux qui deviennent infectés et doivent rester hors de tout contact, à leur domicile ou dans un espace désigné, pendant la durée de l'infection.

Au niveau national, une mesure largement utilisée est la fermeture des transports entre les villes, ainsi que des trains et des vols qui couvrent les routes nationales.

L'objectif est d'éviter la propagation possible de la contagion d'une région du pays à l'autre. Lors de la pandémie en Chine, cette mesure a été appliquée dans la province du Hubei, avec de très bons résultats.

International des mesures contre l à COVID -19 ont été la fermeture des frontières communes et la suspension des vols touristiques ou le transport des passagers par voie maritime et terrestre. Les seules exceptions appliquées concernent les vols de rapatriement de ressortissants étrangers et le transport de cargaisons de médicaments, de nourriture et de fournitures de base.

Une autre mesure a été l'installation de clôtures sanitaires aux postes frontières pour desservir les personnes entrant dans chaque pays et vérifier si elles présentent des symptômes de COVID -19.

72. Quarantaine et isolement social

Parmi les mesures non médicales les plus couramment appliquées par les gouvernements pour freiner la propagation d'une pandémie figurent la quarantaine et l'isolement social. Dans le cas des virus et des coronavirus, l'objectif fondamental des deux mesures est de réduire le cycle de transmission de personne à personne en séparant et en isolant les individus malades et en bonne santé.

Cette séparation est pendant un temps légèrement plus long que celui requis par la maladie pour se manifester dès le moment de l'infection. Les deux concepts peuvent sembler similaires, mais en réalité ce sont deux choses différentes.

L'isolement social consiste à séparer les personnes atteintes de maladies contagieuses des individus sains. La plupart des agences de santé gouvernementales soulignent qu'un patient socialement isolé ne doit pas quitter son domicile pendant la durée indiquée, ni recevoir de visites. De plus, il devrait être confiné dans une zone du foyer séparée du reste du groupe familial.

Pour sa part, la quarantaine est une mesure de restriction de mouvement pour tous ceux qui peuvent avoir été exposés à une contagion et sont encore asymptomatiques pendant le temps minimum nécessaire à ladite maladie pour manifester des symptômes.

Une quarantaine n'est généralement exigée par les organes directeurs nationaux, étatiques ou locaux de la santé que lorsqu'ils veulent ralentir la vitesse de propagation d'une maladie infectieuse, qu'il s'agisse d'une épidémie, d'une épidémie ou d'une pandémie.

En outre, c'est également un outil utile pour éviter les infections à grande échelle qui peuvent dépasser la capacité de soins hospitaliers dans un pays, une région ou une ville, surtout s'il y a des limitations dans la fourniture de médicaments et d'équipements.

Dans le cadre de la pandémie COVID -19, de nombreux gouvernements ont ordonné la suspension des activités éducatives, des réunions collectives, des événements culturels et sportifs et même des activités commerciales et commerciales.

L'OMS estime que les mesures de distanciation sociale et de quarantaine contribuent à réduire la chaîne de transmission de l à COVID -19, mais seulement si elles sont accompagnées de tests massifs pour exclure les cas suspects dans la population, isoler les cas confirmés et suivre et examiner qui ont eu des contacts avec eux.

73. Protection individuelle des malades

Les mesures de protection des patients atteints de COVID -19 visent à la fois à les empêcher de contracter d'autres infections qui aggravent leur état et à infecter d'autres personnes dans leur environnement.

Le patient COVID -19 asymptomatique ou légèrement symptomatique doit être mis en quarantaine à domicile ou dans un endroit spécialement climatisé et bien ventilé. Si possible, vous devriez utiliser une salle de bain différente du reste de la famille, ainsi que la literie, les serviettes, les assiettes et les couverts.

Ces articles doivent être lavés à l'eau très chaude et la personne chargée de cette tâche doit porter des gants et se laver les mains dès qu'ils ont terminé, même s'ils ont été portés.

Il est également important de nettoyer quotidiennement les objets et les surfaces fréquemment touchés, tels que les télécommandes, les poignées de porte, les téléphones portables, les interrupteurs d'éclairage, les tables de cuisine et les comptoirs.

Lorsque le patient est pris en charge par un soignant, les deux doivent utiliser un masque ou une protection en tissu dans la bouche et le nez pour réduire l'émission de gouttelettes infectées dans l'air lorsqu'ils parlent, respirent ou toussent.

Lorsqu'il tousse ou éternue, le patient COVID- 19 doit utiliser un mouchoir jetable qui doit être jeté immédiatement et se laver les mains avec du savon ou une solution antiseptique pendant au moins 20 secondes.

Les patients COVID-19 qui ont déjà souffert d'affections telles que le diabète, l'insuffisance cardiaque, l'insuffisance rénale ou hépatique doivent respecter strictement les traitements correspondants.

Ils ne doivent pas modifier les doses de médicaments sans autorisation médicale et si leurs symptômes s'aggravent, ils doivent immédiatement informer les services d'urgence pour recevoir l'aide nécessaire. Cela comprend des situations telles que l'apparition de douleurs thoraciques, d'une insuffisance respiratoire et d'une toux très élevée et continue.

74. Protection individuelle de vos contacts

La première étape que toute personne infectée par COVID-19 doit faire est de signaler sa situation aux personnes avec lesquelles elle a été en contact au cours des 14 derniers jours à la maison, au travail et dans d'autres endroits qu'elle a fréquentés.

Les personnes proches de celles infectées par COVID-19 doivent prendre des mesures extrêmes d'hygiène et de prévention. Cela implique d'éviter tout contact physique avec le patient et de se laver les mains plusieurs fois par jour avec une solution savonneuse ou un gel antiseptique à base d'alcool.

En cas de partage du même domicile, une séparation nette doit être faite entre l'espace occupé par le patient et celui qui sera utilisé par le reste du groupe familial. Cela permettra d'éviter l'exposition à la contagion en touchant des surfaces contaminées ou en aspirant des gouttelettes émises par l'haleine du patient.

Si le patient partage l'utilisation d'articles avec la famille, tels que des ordinateurs ou des téléphones, ceux-ci doivent être nettoyés avec un chiffon et une solution à base d'alcool avant que d'autres ne les utilisent.

Il est pratique pour les personnes proches d'un patient COVID -19 d'appliquer une mesure d'auto-isolement, en particulier pendant les 14 premiers jours suivant l'apparition des symptômes.

S'ils doivent sortir, ils doivent porter un masque et des gants et garder une distance d'au moins 1 mètre avec d'autres personnes.

75. Protection du personnel de santé

Le personnel médical et de santé constitue la première ligne de la bataille contre la COVID -19 et sont les plus exposés au groupe de travail de contagion.

Au cours des deux premiers mois de la pandémie en Chine, en Espagne et en Italie, jusqu'à 30% du personnel médical des hôpitaux avait été infecté par COVID -19 et beaucoup ont perdu la vie.

L'OMS a souligné l'extrême importance de garantir au personnel de santé la protection individuelle mise en œuvre en quantité et qualité nécessaires pour éviter la contagion avec le SRAS-CoV-2.

Des études menées en Espagne avant l'énorme pourcentage de médecins et d'infirmières infectés par COVID -19 ont indiqué que l'équipement de protection individuelle utilisé régulièrement dans les hôpitaux n'empêche pas le SRAS-CoV-2 de pénétrer dans les voies respiratoires et les yeux du personnel de santé.

Après plusieurs modifications aux protocoles de santé, il a été recommandé que le personnel médical utilise un équipement de protection intégré comprenant des masques médicaux, des respirateurs de catégorie N95 ou supérieure, des écrans faciaux, des gants, des blouses et des combinaisons fermées.

Cependant, il convient de noter que le SARS-CoV-2 a une taille moyenne de 120 nanomètres ou 0,12 microns, de sorte que les masques N95 ne peuvent pas empêcher son entrée dans les voies respiratoires de l'utilisateur.

Pour cette raison, l'utilisation de masques P100 ou R100 a été proposée, accompagnée d'un masque chirurgical à l'intérieur et d'un écran facial à l'extérieur.

Cependant, dans la grande majorité des pays, il est impossible de fournir ces fournitures aux hôpitaux en quantité nécessaire, ce qui a accru l'exposition du personnel de santé à l'infection.

Le Directeur général de l'OMS, Tedros Adhanom Ghebreyesus, a annoncé début avril que 89 millions de masques, 76 millions de gants et 1,6 million de lunettes de sécurité seraient nécessaires chaque mois pour protéger le personnel de santé dans le monde.

La santé mentale et psychologique du personnel de santé pendant la pandémie COVID-19 est également un problème à résoudre. Ces personnels sont soumis à un stress continu et à une énorme charge de travail, en plus de s'exposer continuellement à des situations traumatisantes lors de la mort d'un grand nombre de patients.

De plus, les médecins, les infirmières, les brancardiers et même le personnel de nettoyage des centres de santé peuvent devenir des sources d'infection pour leur famille et leurs amis, s'ils sont infectés.

L'OMS a également souligné l'importance pour les gouvernements de protéger le personnel de santé contre la stigmatisation sociale par un public craignant d'être une source de contagion.

En 2014, il y a eu une histoire d'agressions contre des médecins qui ont combattu l'épidémie d'Éball en Afrique de l'Ouest.

Début avril 2020, des agressions verbales et physiques ont également été signalées contre des médecins et des infirmières en Colombie et au Mexique, alors qu'ils arrivaient chez eux après une longue journée de travail pour soigner des patients COVID- 19.

76. Protection du personnel d'assurance

Dans le cadre de la pandémie COVID -19, le personnel d'assurance chargé de garantir la fourniture des équipements de protection et des fournitures aux réseaux de santé doit également respecter les règles de prévention de la contagion.

L'utilisation d'éléments de protection individuelle tels que masques, gants, combinaisons complètes et autres qui empêchent l'entrée du coronavirus dans vos organismes est obligatoire.

Ceci est particulièrement important parmi ceux qui travaillent dans les hôpitaux de soins aux patients désignés par COVID-19 ainsi que dans les unités de soins intensifs.

Les responsables de l'assurance qui travaillent à l'extérieur des hôpitaux doivent également avoir des équipes de protection, c'est-à-dire aider ceux qui effectuent des tâches pour contrôler les véhicules et les personnes ou se conformer aux mesures sanitaires dans les marchés et les centres de distribution de nourriture pendant les quarantaines.

77. Déclaration de cessation de la quarantaine

Le 8 avril, le gouvernement chinois a déclaré la cessation de la quarantaine collective à Wuhan, ordonnée 76 jours auparavant, étant le premier pays à lever une mesure de quarantaine dans le cadre de la pandémie COVID-19.

Cette décision a été prise après plusieurs jours sans enregistrer de nouveaux décès dus à COVID-19 dans l'ensemble du continent chinois.

En outre, seuls 271 cas d'infection ont été enregistrés, principalement chez des citoyens chinois rentrés de l'étranger.

La mise en quarantaine à Wuhan était essentielle pour empêcher la propagation du virus au reste de la Chine continentale. À ce jour, 3331 personnes sont décédées dans le pays, dont 2571 résidaient à Wuhan. Il y avait également 81700 personnes infectées, dont 50008 correspondaient aux habitants de cette ville.

Après avoir déclaré la cessation de la quarantaine, le gouvernement de la province du Hubei a indiqué que seuls les citoyens munis d'un certificat spécial garantissant leur bonne santé et n'ayant eu aucun contact avec des personnes soupçonnées d'être atteintes de COVID seraient autorisés à se rendre dans d'autres régions - 19.

L'OMS a indiqué que des mesures de quarantaine devraient viser à briser le cycle de transmission de personne à personne l à COVID -19, de sorte que la suspension de celui - ci dans une ville ou un pays va dépendre de combien le nombre de nouvelles infections et décès.

78. Déclaration de cessation de transmission

L'OMS a mandé que la déclaration de cessation de la transmission l à COVID -19 sont faites que lorsque 14 jours se sont écoulés sans que de nouveaux cas. Il s'agit du temps moyen nécessaire à l'apparition des symptômes et est une référence utilisée pour l'isolement des cas suspects.

79. Maladie à déclaration obligatoire

En raison du taux élevé d'infection et le risque de mort représente la COVID -19, la grande majorité des gouvernements ont déclaré l'obligation de notifier tout cas suspect et confirmation ultérieure et suivi du développement - des patients.

En outre, les citoyens voyageant ou vivant dans des pays où des cas ont été signalés sont tenus de signaler aux autorités s'ils présentent des symptômes.

Les cliniques privées, les hôpitaux et les médecins privés sont tenus d'informer les autorités sanitaires de tout patient présentant des symptômes de toux sèche, d'essoufflement et d'informer les autorités, qui appliqueront la stratégie de surveillance épidémiologique correspondante.

Partie VIII. Prévention des maladies

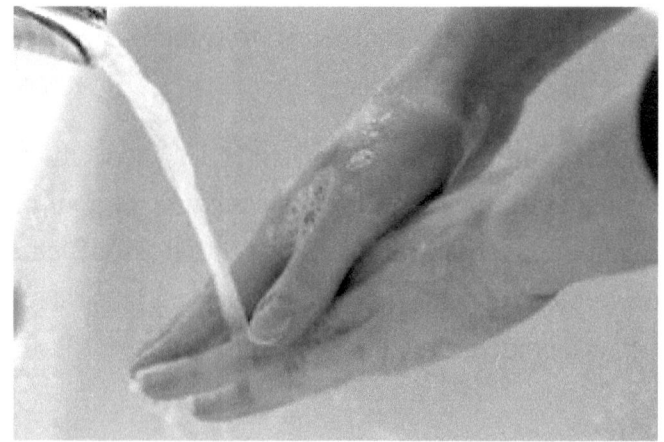

80. Surveillance des contacts sans symptômes

L'une des mesures les plus importantes pour arrêter la pandémie de COVID-19 est de réduire le cycle de transmission du SRAS-CoV-2 d'une personne à l'autre. Pour cela, ceux qui ont été en contact avec les patients confirmés de COVID-19 doivent être identifiés et suivis.

Selon les protocoles établis par l'OMS, les cas confirmés présentant des symptômes légers ou asymptomatiques doivent être soignés à domicile, dans des conditions de quarantaine et d'isolement social.

De leur côté, les cas modérés à sévères doivent être pris en charge dans les centres de santé. Mais les contacts des patients confirmés COVID-19 devraient également être localisés et suivis dès que possible.

Les contacts sont définis comme toute personne qui a partagé avec le patient COVID-19 un espace de travail, un domicile, un rassemblement social communs ou utilisé le même équipement ou les mêmes fournitures. Une distinction est faite entre contact étroit et contact occasionnel. Le premier fait référence aux membres du groupe familial et aux collègues ou amis qui se trouvent à moins de 2 mètres d'une personne présentant des symptômes depuis longtemps.

Pour sa part, le terme contact occasionnel fait référence aux personnes qui partagent le même espace physique que les personnes infectées par COVID-19 mais qui ne maintiennent pas de contact physique ou de proximité, comme les collègues qui se trouvent dans d'autres secteurs de l'entreprise ou les voisins de un édifice.

La classification de ce type de contact est à la discrétion des services de surveillance épidémiologique, mais le suivi clinique ne se fera que pour les contacts étroits. Les contacts étroits qui ne présentent aucun symptôme doivent être mis en quarantaine pendant 14 jours dans un emplacement fixe.

Des tests de diagnostic rapide ont commencé à être appliqués à ces contacts dans certains pays et pas dans d'autres. Vous devez mesurer votre température deux fois par jour et avertir les autorités sanitaires si un symptôme apparaît tel qu'une fièvre supérieure à 38 °C, une toux et des difficultés respiratoires.

Une fois les 14 jours de quarantaine passés sans manifestation de symptômes, la surveillance épidémiologique du contact est terminée.

81. Prendre soin du patient avec COVID-19 à domicile

Dans la plupart des cas, les patients atteints de COVID -19 ne présentent que des symptômes bénins et sont invités à se reposer à la maison. Les soins que vous recevez à domicile visent à éviter que les symptômes ne se compliquent et à protéger les autres membres de la famille contre l'infection.

Ceci est particulièrement important si le patient vit avec des adultes de plus de 60 ans ou d'autres membres de la famille souffrant de maladies sous-jacentes telles que le diabète, les maladies cardiaques ou certains types de maladies pulmonaires. Cela est également vrai si la personne qui remplit ces conditions est le soignant d'un patient atteint de COVID -19.

Le patient avec COVID -19 doit rester à la maison et se conformer à une stricte quarantaine d'au moins 14 jours, après quoi ils doivent être évalués par des médecins pour certifier si l'infection a cessé.

Le patient doit être isolé dans une pièce séparée du reste de la famille, suffisamment ventilé et, si possible, utiliser une salle de bain uniquement pour lui. Les patients atteints de COVID -19 ne peuvent pas partager d'ustensiles personnels ou de cuisine, de literie ou de vêtements personnels avec d'autres membres de la famille.

Une distance minimale de 2 mètres doit être maintenue avec le reste des habitants de la maison.

Il est important de nettoyer les surfaces de la salle de bain et des meubles de salle de bain utilisés par le patient, avec une solution désinfectante à base d'hypochlorite de sodium ou d'alcool. Les interrupteurs d'éclairage, les comptoirs de cuisine et les poignées de porte doivent également être désinfectés.

L'utilisation du masque par les personnes infectées est essentielle. Ce masque doit être changé quotidiennement. Ils doivent également être utilisés par ceux qui entrent dans la chambre du patient pour prendre soin de lui.

Si le patient ne peut pas porter de masque, la bouche et le nez doivent être couverts de mouchoirs jetables lorsqu'il éternue ou tousse, et jetés immédiatement.

Le soignant du patient atteint de COVID -19 doit porter des gants lors de la manipulation des vêtements et éviter à tout prix le contact direct avec les fluides corporels tels que les selles, l'urine ou le mucus. Les gants et les masques utilisés dans les soins aux patients doivent être jetés dès qu'ils ont fini d'utiliser.

L'ensemble du groupe familial doit se laver les mains plusieurs fois par jour avec un gel désinfectant ou une solution à base d'alcool à une concentration égale ou supérieure à 60%.

82. Transfert de suspects ou de patients

Le transfert d'un patient suspect ou confirmé avec COVID-19 nécessite certaines considérations qui doivent être remplies par les services de transport médical et de soins préhospitaliers.

Ces considérations visent à réduire le risque de contagion pour le personnel en charge des ambulances, ainsi que pour les autres patients qui les utilisent ultérieurement.

Avant de commencer l'opération de transfert de soins d'un patient suspect ou confirmé avec COVID-19, les besoins de ceux-ci pour leur stabilisation, tels que les appareils respiratoires assistés, les sérums et les médicaments, doivent être pris en compte.

Les patients qui reçoivent une assistance respiratoire doivent être transférés dans leur propre lit, pour éviter les risques de contamination lors du débranchement des tubes et des accessoires dans les ambulances.

Les costumes jetables, les masques, les écrans faciaux, les gants et tout l'équipement de protection disponible doivent être utilisés par le personnel de transfert et doivent être jetés lors de la livraison au patient.

Ensuite, vous devez mettre un nouvel équipement de protection individuelle et désinfecter l'ambulance et tout l'équipement utilisé.

83. Hospitalisation compliquée

En général, les patients atteints de COVID -19 présentent des symptômes légers ou modérés tels qu'une fièvre de 38 °C et une toux, de sorte que la mesure médicale appliquée est le repos à la maison pendant au moins 2 semaines, tandis que l'infection disparaît.

Cependant, lorsque les symptômes s'aggravent et l'essoufflement, les douleurs thoraciques, l'arythmie cardiaque, l'hypertension artérielle et d'autres problèmes apparaissent, l'hospitalisation immédiate du patient est urgente.

Dans ce cas, le patient compliqué avec COVID -19 doit être placé dans une chambre individuelle isolée ou un espace dédié uniquement aux patients atteints de cette maladie.

Les visites devraient être restreintes ou interdites si nécessaire et tous ceux qui entrent dans ces pièces doivent utiliser une protection adéquate.

Dans la mesure du possible, le transfert d'un patient compliqué de COVID -19 entre différentes zones du centre de santé doit être évité. Si des études supplémentaires sont nécessaires, telles que l'échographie et les rayons X, des efforts doivent être faits pour le faire avec un équipement portable dans la chambre du patient.

Si l'équipement hospitalier n'est pas mobile, il doit être entièrement désinfecté une fois utilisé par le patient avec COVID -19.

Lors de l'hospitalisation de cas compliqués avec COVID -19, l'équipe soignante a pour priorité de préserver la fonction respiratoire et de soigner les complications pouvant survenir au niveau hépatique, coronaire ou rénal.

La disponibilité d'un équipement de ventilation assistée est essentielle pour décider de l'hospitalisation d'un patient atteint de COVID -19 qui présente des symptômes graves ou compliqués.

84. Centres d'hospitalisation conjoncturelle

Les centres d'hospitalisation de courte durée offrent une solution rapide au débordement des services de santé en raison du volume élevé de patients suspectés de COVID -19. Dans les zones où la pandémie a laissé un grand nombre de personnes infectées et de victimes, l'utilisation de centres hospitaliers provisoires a été utilisée, destinée uniquement à la prise en charge des patients atteints de COVID-19.

De plus, de nombreux hôpitaux dans des pays tels que la Chine, l'Espagne, l'Italie, les États-Unis et l'Allemagne ont fermé leurs différents services pour consacrer tout leur espace physique aux patients atteints de COVID-19.

La création d'hôpitaux de campagne, parfois dans des endroits rares comme Central Park à New York, fait partie de la réponse à l'effondrement des centres de santé officiels.

Ces centres d'hospitalisation conjoncturelle ont l'avantage de disposer de l'équipement nécessaire pour soigner les patients atteints de COVID-19 et de ses complications possibles.

Cela comprend les équipements de radiographie et d'imagerie numérique, les unités de soins intensifs, les ventilateurs mécaniques et tout le nécessaire pour gérer un patient hautement contagieux à haut risque.

85. Soins intensifs et ventilation assistée

Lorsqu'un patient atteint de COVID-19 développe des symptômes graves, le syndrome de détresse respiratoire aiguë (SDRA) est le plus évident et le plus mortel.

Ce syndrome se produit en raison d'une obstruction avec un flegme très épais des alvéoles et des bronches. Un patient sévère atteint de COVID-19 est considéré comme perdant jusqu'à 70% de sa capacité pulmonaire en raison de mucosités et de blessures aux lobes pulmonaires.

Tant chez les patients en bonne santé avant d'être infectés par COVID-19 que chez ceux ayant déjà souffert de maladies cardiaques, d'hypertension, de diabète et autres, la perte de capacité respiratoire est toujours le plus grand danger auquel ils sont confrontés.

Pour cette raison, les cas graves doivent être traités par respiration assistée 24 heures sur 24 pendant la phase d'apparition des symptômes de pneumonie et de SDRA.

Des soins intensifs sont également nécessaires pour soigner les complications du système cardiovasculaire causées par un faible taux d'oxygène dans le sang et l'inflammation des vaisseaux autour des poumons et du cœur.

L'insuffisance rénale et hépatique sont d'autres problèmes courants dans les cas graves avec COVID-19, qui conduisent également de nombreux patients aux unités de soins intensifs.

86. Mesures générales et immunologiques de soutien

Les patients atteints de COVID -19 présentent généralement de la fièvre et de la toux pendant la phase initiale de la maladie. Pour cette raison, vos soins initiaux devraient inclure une hydratation continue pour reconstituer les niveaux d'électrolytes dans le sang et aider le flegme qui se forme dans les poumons à être expulsé plus facilement.

Dans le cas de patients atteints de maladies qui affectent leurs défenses, les médecins peuvent évaluer des thérapies visant à augmenter leur réponse immunitaire, telles que l'utilisation d'interféron ou des traitements utilisés avec succès dans les cas de SRAS et de MERS.

Jusqu'à présent, il ne se trouve pas un médicament particulièrement fiable pour améliorer la réponse immunitaire chez les patients non infectés et protéger les de l à COVID -19.

Cependant, des études sont en cours pour déterminer l'efficacité des thérapies à base de vitamines et de certains médicaments qui stimulent le système immunitaire de l'organisme.

87. Antiviraux, antibiotiques et stéroïdes

Bien qu'un traitement efficace contre le SRAS-CoV-2 n'ait pas encore été découvert, diverses universités et groupes de recherche travaillent à déterminer l'utilité des antiviraux et des médicaments utilisés avec un succès relatif dans d'autres maladies à coronavirus.

L'utilisation d'antiviraux est basée sur le fait que le SRAS-CoV-2 appartient au groupe des bétacoronavirus, qui comprend également le SRAS-CoV et le MERS-CoV, provoquant le syndrome respiratoire du Moyen-Orient (MERS).

Certains médicaments contre Éball sont également testés pour vérifier leur action contre le SRAS-CoV-2.

L'interféron est actuellement utilisé par la Chine, Cuba et d'autres pays dans le cadre du traitement des patients dans leurs premiers stades, avec de bons résultats.

L'efficacité de médicaments tels que la ribavirine, le lopinavir-ritonavir et le penciclovir, le remdesivir et le favipiravir est également testée, ce qui démontre un effet significatif de réduction de la charge virale dans le sang des personnes infectées.

Quant aux corticostéroïdes, leur utilisation est appliquée dans certaines conditions où l'inflammation des tissus pulmonaires peut provoquer des lésions permanentes ou un effondrement de la fonction respiratoire.

Jusqu'à présent, plusieurs gouvernements promeuvent l'utilisation de la chloroquine et de ses variantes, utilisées dans le traitement du paludisme, comme moyen de réduire la charge virale du SRAS-CoV-2.

Bien que l'utilisation de la chloroquine ne soit pas prise en charge par des études cliniques liées à la COVID -19, il y a eu de nombreux cas d'amélioration de patients modérés à sévères qui ont reçu ce médicament.

Une raison possible est que la chloroquine augmente le pH endosomal, ce qui affecte le processus de fusion du virus avec les cellules humaines. Il a également un effet immunomodulateur et son efficacité semble la même aux stades initial et avancé de l'infection.

L'application d'antibiotiques chez les patients atteints de COVID -19 vise à attaquer le pneumocoque secondaire et d'autres infections bactériennes chez ceux qui ont développé une septicémie ou un choc septique.

88. Vaccins actuels et futurs

Plusieurs pays sont travaillent sur un vaccin contre la COVID -19, en utilisant les informations sur le génome du SRAS-CoV-2 publié par des scientifiques chinois enquête de la pandémie à Wuhan, province du Hubei.

Pour la plupart, ces vaccins synthétiques utilisent un code génétique qui ordonne aux cellules humaines de produire une protéine présente dans le SRAS-CoV-2, utilisée pour pénétrer dans les cellules.

De cette façon, le corps génère une réponse immunitaire à cette protéine et, par conséquent, la capacité de l'agent causal de l à COVID -19 d'envahir les cellules humaines est réduite.

Cependant, dans le meilleur des cas, le premier n'achèvera les étapes d'expérimentation et de certification que vers le dernier trimestre 2020.

Les chercheurs des pays moins cinq sont travaillent sur la vérification des théories existantes que les vaccins tels que Bacille vaccin contre la tuberculose Calmette-Guérin (BCG) ou augmenter la capacité du corps à repousser l à COVID -19.

Ceci est basé sur des preuves trouvées dans des expériences et des études précédentes qui suggèrent que le BCG "forme" le système immunitaire à reconnaître et à réagir non seulement au bacille de Koch, mais aussi à une grande variété de bactéries, parasites et virus.

Selon l'une des études en cours basée sur le cas de 150000 enfants vaccinés avec le BCG dans 33 pays, ceux-ci présentaient 40% d'infections respiratoires aiguës aiguës par rapport aux non vaccinés.

Une relation similaire a également été trouvée pour les personnes âgées, qui ont souffert de moins d'infections respiratoires que les enfants non vaccinés.

89. Contrôle des patients chroniques

Les patients chroniques doivent être extrêmement prudents en cas de COVID -19, surtout s'ils souffrent de maladies ou reçoivent des traitements qui affectent le système immunitaire.

La première étape consiste à rester en quarantaine ou à l'isolement à la maison et à ne pas vous exposer à la contagion lors de vos achats. Ces tâches doivent être déléguées à une personne de confiance.

Les patients chroniques affectés par COVID -19 qui n'ont pas développé de symptômes justifiant une hospitalisation doivent poursuivre leurs traitements réguliers et ne pas les modifier sans autorisation médicale.

Dans le cas des patients diabétiques, il est recommandé de surveiller les niveaux de glucose, ainsi que la température corporelle, au moins trois fois par jour.

Les patients hypertendus et cardiovasculaires doivent maintenir leur repos et vérifier leur tension artérielle deux fois par jour, surtout s'il y a des signes de détresse respiratoire ou des signes de pneumonie, une condition qui peut affecter l'oxygénation cardiaque.

Dans le cas de patients souffrant de maladies respiratoires telles que l'emphysème, la tuberculose et l'asthme, il est recommandé de les placer immédiatement en milieu hospitalier, car ils constituent un groupe à haut risque de complications et de mortalité par COVID -19.

90. Vitamines et nutrition

Plusieurs essais et études sont en cours pour évaluer l'impact de l'insuffisance vitaminique sur la vulnérabilité de l'organisme à l'infection par COVID -19.

Cependant, ces études n'ont jusqu'à présent pas été catégoriques et s'appuient pour la plupart sur des expériences antérieures avec d'autres maladies causées par des virus tels que la dengue et la grippe.

Plusieurs études semblent souligner qu'une augmentation de la consommation orale de vitamine D semble aider à réduire la gravité des symptômes respiratoires chez les patients compliqués de COVID- 19.

Cela semble être lié à la capacité de la vitamine D en tant qu'anti-inflammatoire dans les tissus pulmonaires, ainsi qu'au fait que le coronavirus et la grippe ou le virus de la grippe partagent des caractéristiques communes.

Parmi ceux-ci, ils soulignent que les deux virus sont plafonnés avec la capacité de survivre à l'extérieur d'un hôte et que leur mortalité est principalement liée à une pneumonie sévère.

La relation possible entre une mauvaise exposition au soleil, vitale pour la synthèse de la vitamine D dans l'organisme, est également étudiée avec le grand nombre de cas de COVID -19 enregistrés parmi les populations de Chine, de Corée du Sud et d'Europe.

Cette étude révèle également que l'Afrique et l'Amérique du Sud, où l'exposition au soleil est la plus élevée, semblent avoir un taux d'infection beaucoup plus lent.

Les études proposent une augmentation substantielle de l'apport en vitamine D, de plus de 5 000 UI par jour chez les personnes de moins de 50 ans.

Dans le cas d'adultes de plus de 50 ans dans un état grave, il est proposé d'ingérer 10000 UI par jour ou jusqu'à 100000 par semaine, aussi longtemps que les symptômes de la maladie persistent.

En ce qui concerne la vitamine C, traditionnellement liée au bon fonctionnement du système immunitaire, ils ont des preuves pas constaté qu'une augmentation de la consommation protège le corps contre la COVID -19.

Cela a été vérifié chez des patients gravement malades qui ont reçu de fortes doses de vitamine C par voie intraveineuse, sans variation majeure de leur état clinique.

La valeur théorique de la vitamine C en tant que thérapie pour les patients atteints de COVID -19 est basée sur une étude de 2017 qui a révélé une réduction substantielle des décès chez les patients atteints de septicémie qui ont reçu une quantité élevée de vitamine C associée à des corticostéroïdes et de la thiamine.

En 2019, il a été constaté que les patients atteints du syndrome de détresse respiratoire aiguë (SDRA) ont constaté une amélioration grâce à un traitement à haute concentration de vitamine C.

La Chine prévoit une étude sur cette vitamine et la COVID -19, les résultats pourraient être prêts en Septembre à 2020.

91. Gestion du stress social et individuel

La pandémie COVID -19 a provoqué une peur généralisée dans les sociétés de pratiquement tous les pays du monde, en particulier dans les pays où le nombre de personnes infectées et de décès est le plus élevé, comme la Chine, l'Italie, l'Espagne, la France et les États-Unis.

L'isolement social et les restrictions à la mobilité individuelle pendant la pandémie ont également contribué à augmenter le niveau de stress dans les groupes de population et les individus.

Les principales préoccupations de la population sont le problème économique dû à la fermeture de milliers d'entreprises et d'activités dont dépendent de nombreuses familles.

De plus, l'altération des routines quotidiennes et la peur de contracter la maladie provoquent une grande charge émotionnelle chez les personnes.

À cela s'ajoute l'incertitude quant à la durée de la pandémie et aux changements permanents ou durables qu'elle laissera dans la société lorsqu'elle arrivera à son terme. L'excès d'informations, souvent confuses ou contradictoires, sur cette pandémie, contribue également au stress collectif dans les réseaux sociaux et les médias.

À cet égard, l'OMS a recommandé aux gouvernements et aux médias de mener des campagnes pour guider la population dans la gestion émotionnelle de la quarantaine.

Cela comprend la promotion de mesures d'autosoins telles que dormir suffisamment, faire de l'exercice à la maison ou faire une activité physique qui aide à drainer la tension et à améliorer l'humeur. Manger sainement et éviter l'excès de sucre, de café et de sel sont également encouragés.

Les campagnes empêchent également appel la drogue, l'alcool et le tabac, comme ceux - ci augmentent la vulnérabilité du corps l à COVID -19.

Une mesure importante consiste à réduire l'exposition à Internet et à la télévision, ainsi qu'aux réseaux sociaux qui révèlent de fausses informations sur la pandémie.

92. Traitements naturels et traditionnels

Dans le cadre de la lutte contre la COVID -19, les autorités chinoises ont permis l'utilisation de certains traitements traditionnels chez les patients modérés et sévères, avec de bons résultats.

La société pharmaceutique Shijiashazhuang Yiling a breveté un médicament en capsules appelé Lianhua Qingwen (LHQW), basé sur la médecine traditionnelle chinoise (MTC), qui, combiné avec des médicaments occidentaux, a donné de bons résultats en diminuant l'intensité des symptômes.

Ce médicament avait déjà été testé avec succès lors de la pandémie de SRAS de 2003, qui est apparue en Chine et s'est propagée dans quelque 24 pays.

Les essais cliniques indiquent que le LHQW soulage les symptômes respiratoires tels que la toux sèche, la toux avec flegme et la détresse respiratoire. Il aide également à réduire la durée de la fièvre et l'intensité de la dyspnée. Il est actuellement utilisé dans les cliniques et les hôpitaux chinois chez les patients COVID-19 modérés et sévères.

Suite à l'expérience chinoise, début avril 2020, des pays tels que l'Italie, le Venezuela et l'Équateur ont autorisé l'utilisation de ce médicament chez les patients atteints de COVID-19.

Il avait auparavant obtenu l'autorisation des gouvernements de Roumanie, Macao, Thaïlande, Canada, Mozambique, Indonésie et Brésil, dont certains l'ont utilisé dans l'épidémie de SRAS de 2003.

Une autre médecine traditionnelle qui est utilisée dans la lutte contre la COVID-19 est une base de cuisson 20 plantes utilisées en Chine comme un détoxifiant et le nettoyage des poumons, appelé «Qing Fei Jie Du Tang». Cette cuisine comprend à la fois des plantes orientales telles que la mandarine, l'amande, l'éphédra, le gingembre et la coriandre.

Le Bureau général du Comité national de santé et le Bureau de l'administration nationale de la médecine traditionnelle chinoise recommandent cette cuisine aux hôpitaux qui soignent des patients atteints de COVID -19.

Partie IX. Précaution individuelle et collective

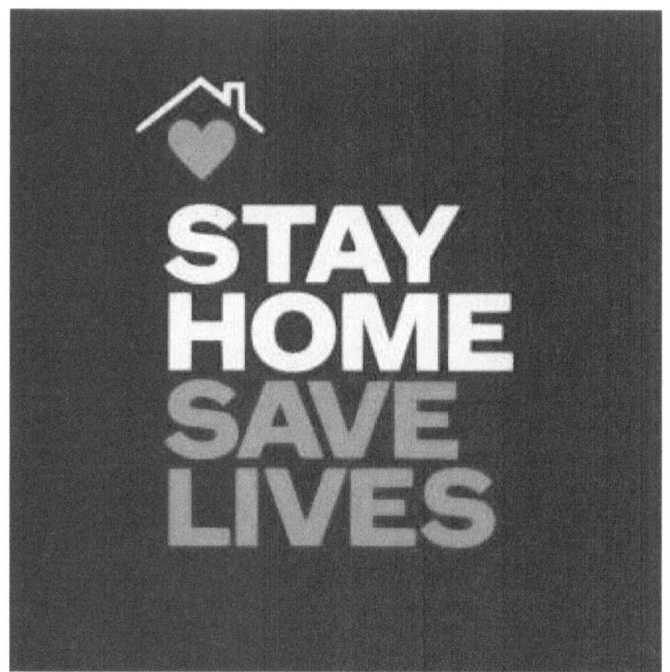

93. Soins météorologiques

Jusqu'à présent, aucune relation claire n'a été trouvée entre le climat et la capacité de contagion de l à COVID - 19. Diverses études indiquent que le SRAS-CoV-2 peut facilement résister à des températures ambiantes de 38 °C et d'autres indiquent qu'il peut survivre pendant deux heures à des températures allant jusqu'à 60 °C.

Là où il semble y avoir une relation, c'est le niveau d'exposition au soleil, qui favorise ceux qui vivent dans les régions tropicales contre la contagion.

À cet égard, l'OMS a indiqué que les soins aux patients atteints de COVID -19 et à la population générale en ce qui concerne le climat sont les mêmes que ceux appliqués pour d'autres maladies telles que la grippe et la grippe.

Ceux qui vivent dans des climats froids devraient essayer de rester au chaud en tout temps et de ne pas s'exposer à des bains de froid ou de glace extrême, par précaution.

De leur côté, il est recommandé à ceux qui vivent sous des climats tropicaux ou dans des zones à températures estivales élevées de maintenir une hydratation constante et de ne pas se surexposer au soleil.

94. Utilisation et type de masques

Les masques ou écrans faciaux utilisés dans le cadre de la pandémie de COVID-19 devraient couvrir deux fonctions principales: protéger le personnel de santé qui prend en charge d'éventuelles infections infectées ou confirmées et protéger les personnes en bonne santé dans leur environnement de travail ou familial normal.

La plupart de la population devrait porter des masques chirurgicaux lorsqu'elle sort, utilise les transports publics ou fait toute activité à l'extérieur dans des endroits où il y a du monde ou la présence d'autres personnes.

Les masques chirurgicaux sont appelés masques faciaux utilisés par les médecins et les infirmières dans les chirurgies et autres activités de santé. Ils ne filtrent pas l'air inhalé, ils ne peuvent donc pas empêcher l'entrée de gouttelettes nasales expulsées par des personnes infectées. Cependant, ils peuvent protéger contre les éclaboussures de sang, de mucus et d'autres fluides de ces personnes.

De plus, lorsqu'un patient COVID-19 porte un masque, le nombre de gouttelettes qui vont dans l'air lorsqu'il respire ou tousse est considérablement réduit.

Pour cette raison et parce que de nombreuses personnes peuvent être infectées et ne présentent pas encore de symptômes, il est important que tout le monde porte un masque chirurgical lorsqu'il sort dans la rue ou lorsqu'il a des contacts avec d'autres personnes à la maison ou au travail.

Un autre type de masque qui est très utile dans la pandémie de COVID-19 est le type de filtre, qui contient un filtre capable de bloquer les microparticules liquides ou solides dans l'air. Ils sont fabriqués en différents types et sont classés en fonction de la taille des particules pouvant être filtrées. Son efficacité de filtrage des particules entrantes varie de 78% (FFPP1) à 98% (FFP3).

Ces filtres ont également une grande capacité de filtrage des particules sortantes lors de la respiration et de la toux, avec des taux de fuite de 22% dans les masques FFP1 jusqu'à seulement 2% dans ceux de type FFP3.

Les masques filtrants des catégories FFP2 et FFP3 sont considérés comme les plus efficaces pour prévenir l'infection par COVID-19. Actuellement, l'un des masques les plus utilisés dans le monde est le type N95, avec filtre et valve de sortie pour éviter la condensation.

Cependant, étant donné que le coronavirus SARS-CoV-2 peut atteindre 120 microns, certains experts recommandent les modèles P100 et P200, qui peuvent filtrer les microparticules aussi basses que 80 microns.

95. Lavages à la main

Le lavage des mains est l'une des recommandations que l'OMS et les services de santé des pays ayant le plus grand nombre de COVID-19 infectés ont formulées avec le plus d'importance.

Cette pratique est particulièrement importante car il a été constaté que le coronavirus SAR-CoV-2 peut subsister pendant de nombreuses heures sur la plupart des matériaux à usage de masse dans les villes, tels que le verre, l'aluminium, l'acier, les tissus, le papier, le cuir et le latex.

Pour éviter la contagion en touchant des surfaces potentiellement infectées par contact avec les fluides corporels d'une personne infectée par COVID-19, il est recommandé de se laver les mains plusieurs fois par jour avec beaucoup de savon et d'eau chaude.

Il est important de frotter tous les espaces entre les doigts, sous les ongles et le dos des mains pendant au moins 30 secondes et rincer abondamment à l'eau. De plus, ils doivent être séchés avec une serviette propre à usage unique ou un mouchoir jetable.

Le lavage des mains doit également être pratiqué après s'être mouché, éternué ou toussé, ainsi qu'à chaque fois que vous revenez de la rue, en utilisant les transports en commun ou un lieu de rassemblement public comme les marchés et les églises.

Il est également recommandé de le faire si de l'argent a été falsifié.

Ceux qui soignent un patient atteint de COVID -19 ou qui sont soupçonnés d'être infectés doivent faire très attention au lavage des mains, ainsi qu'au port de masques et de gants.

96. Alcool et antibactérien

Il a été constaté que l'alcool à une concentration de 60% ou plus est efficace pour détruire le coronavirus causant 1 à COVID -19.

À cet égard, l'OMS recommande de désinfecter avec de l'alcool concentré les objets et les surfaces avec lesquels les personnes sont le plus en contact dans les maisons et les espaces publics.

Pour la désinfection des surfaces telles que les rues, les murs, les véhicules et les grandes zones urbaines, il est recommandé d'utiliser une solution à base d'hypochlorite de sodium ou d'un désinfectant antibactérien à usage industriel.

En ce qui concerne l'utilisation de gel antibactérien, les Centers for Disease Control des États-Unis et les organes directeurs de la santé de l'Union européenne conviennent que ceux-ci ne sont utiles que comme mesure de désinfection temporaire lorsque vous ne pouvez pas vous laver les mains avec du savon et de l'eau.

Il s'agit d'une situation qui se produit fréquemment dans les régions de la planète où le service d'eau potable est irrégulier ou n'existe pas. Dans ce cas, il est recommandé d'utiliser un gel antibactérien qui a une base d'alcool concentré d'au moins 60 à 70%.

Est -ce recom i gel enda est appliqué abondant dans les paumes et frotté pendant 20 secondes au moins, en essayant de répandre le gel entre les doigts, sous les ongles et sur le dos de la main.

97. Mode de vie, exercice et santé mentale

Le maintien d'un mode de vie sain aide le corps à ajustement séjour et augmente ainsi sa capacité à résister à une infection virale telle que la COVID -19. Dans le contexte de la quarantaine appliquée dans de nombreux pays, des millions de personnes ont dû rester des jours à la maison, réduisant ainsi leur activité quotidienne, l'ennui et d'autres formes de stress en raison du changement de routine.

Pendant la quarantaine, il est important de distribuer le programme afin de maintenir un certain type d'activité qui vous permet de distraire l'esprit et de garder le corps en forme.

Lire des livres, apprendre des langues, regarder des séries et des films ou essayer d'apprendre un nouveau passe-temps sont quelques-unes des recommandations faites par les psychologues et les experts en comportement à ceux qui sont en quarantaine.

De même, il est recommandé de maintenir une alimentation complète et d'effectuer un certain type d'exercice. Il est important d'éviter de tomber dans une consommation excessive de graisses et de sucres qui, associée à un mode de vie sédentaire, peut avoir de graves conséquences telles que des changements de la glycémie.

La coexistence familiale peut être affectée par un long isolement, il est donc recommandé de faire des activités partagées telles que des jeux, nettoyer la maison ou pratiquer une sorte de passe-temps entre plusieurs, afin d'éviter les conflits pendant cette période.

98. Ventilation des maisons et des pièces

La ventilation des maisons et des espaces où sont hébergées les personnes infectées par COVID -19 est essentielle pour éviter la concentration du virus dans l'air.

La chambre du patient doit avoir une ventilation continue ou au moins être ventilée 4 fois par jour, comme recommandé par les Centers for Disease Control des États-Unis.

L'Agence de protection de l'environnement des États-Unis (EPA) a souligné qu'à l'intérieur d'une maison fermée à l'extérieur, comme cela se produit pendant les hivers et les étés les plus intenses, la concentration d'éléments polluants peut dépasser jusqu'à 100 fois celle de l'air extérieur.

Ces polluants comprennent la fumée des poêles et des fours, le monoxyde de carbone produit par les cuisinières et les appareils de chauffage au gaz, et d'autres comme l'oxyde d'azote et le soufre.

Les autres éléments qui sont éliminés avec une ventilation adéquate sont les moisissures, l'excès d'humidité, les poils d'animaux, les particules d'huile, les aliments cuits et la poussière.

Pour cette raison, la ventilation des maisons et des chambres de patients avec COVID -19 est recommandée pour réduire la charge de polluants dans l'air qui pourrait aggraver la toux ou la détresse respiratoire chez ces patients. De plus, une ventilation fréquente de ces espaces empêche les symptômes caractéristiques de l'accumulation de dioxyde de carbone, tels que des maux de tête et une baisse du métabolisme.

99. Foyers pour personnes âgées et handicapées

L'un des principaux problèmes de santé publique que la pandémie de COVID -19 a provoqués est le grand nombre de décès de personnes âgées dans les maisons de soins infirmiers.

Dans des pays comme la Grande-Bretagne et l'Espagne, le nombre de personnes âgées décédées dans ces maisons augmente de jour en jour et dans de nombreux cas, il a été découvert que les soignants les ont laissés seuls en pleine quarantaine.

Les personnes de plus de 60 ans sont le groupe le plus susceptible de développer des complications d'une infection par COVID -19, il est donc urgent de leur offrir la meilleure protection possible. Cela comprend la fourniture de masques en quantité suffisante et la restriction des visites de la famille et des amis, afin de réduire l'exposition au coronavirus.

Il est également important de faire un suivi auprès de ceux qui ont des conditions médicales sous-jacentes telles que le diabète, l'hypertension, l'insuffisance respiratoire ou l'insuffisance cardiaque.

Pour leur part, les personnes handicapées sont confrontées à divers défis au milieu de la pandémie. Les personnes atteintes de troubles mentaux ont souvent du mal à communiquer lorsqu'elles se sentent malades ou à expliquer leurs symptômes au personnel de santé.

Ils peuvent aussi voir leurs problèmes aggravés par l'anxiété produite par la pandémie, l'isolement social et le changement de leurs habitudes quotidiennes.

La restriction de mouvement, produit des quarantaines sociales imposées dans de nombreux pays, peut directement menacer la continuité de leurs traitements et thérapies.

De leur côté, les handicapés physiques sont confrontés aux mêmes risques que le reste de la population face à l'infection au COVID -19, sauf en cas de complications affectant leurs systèmes rénal, hépatique, cardiovasculaire ou respiratoire.

Les agences de santé doivent s'assurer que ces personnes ont accès aux thérapies et traitements dont elles ont besoin et surveiller de près leur état de santé en prévision de tout signe d'infection par COVID -19.

100. Marchés et supermarchés

Au milieu de la quarantaine sociale mise en place dans le monde par la pandémie COVID -19, les marchés et les centres de distribution alimentaire ont continué de fonctionner comme un secteur prioritaire pour la population.

Le risque de contagion dans ces lieux augmente car la présence d'un plus grand nombre de personnes proches les unes des autres est autorisée.

Pour cette raison, l'OMS a publié des protocoles qui indiquent que seul un nombre limité de personnes pénètrent dans ces magasins à la fois, en gardant une distance d'au moins 2 mètres les uns des autres et en portant toujours un masque et des gants.

Les marchés et les supermarchés sont régulièrement des lieux où la culture de bactéries et de pathogènes est favorisée par le grand nombre de produits biologiques et périssables qui y sont vendus.

Dans le cadre de la pandémie, les services de santé locaux, régionaux et nationaux ont été chargés de procéder à une désinfection régulière de ceux-ci avec des solutions à base d'hypochlorite de sodium et d'alcool à forte concentration.

La désinfection continue des surfaces telles que les comptoirs, les portes de réfrigérateur, les boîtes, les étagères et tout élément ou meuble pouvant être touché par le public à tout moment doit également être assurée.

Les marchés et les supermarchés doivent, pour des raisons d'intérêt collectif, mettre en place un service de livraison à domicile, afin d'assurer l'approvisionnement alimentaire de la population sans l'exposer à une éventuelle contagion.

101. Restaurants et salles à manger

Selon les pays, les restaurants, les cantines et les entreprises qui préparent des repas peuvent ou non être considérés parmi les secteurs prioritaires qui peuvent continuer à opérer au milieu de la quarantaine de la pandémie COVID - 19.

Cependant, dans la plupart des pays, des restrictions ont été appliquées au fonctionnement de ces lieux, car ils favorisent la congrégation d'un certain nombre de publics qui peuvent dépasser dans de nombreux cas 15 personnes à la fois.

A comme dans le cas des supermarchés et des épiceries, dans de nombreux pays, les autorités ont exhorté les restaurants à mettre en œuvre des services de livraison à domicile, comme un moyen d'éviter d'exposer les gens à l à COVID -19.

102. Cinémas et théâtres

L'exploitation des cinémas, théâtres et lieux de divertissement de masse doit être totalement interdite dans le cadre de la lutte contre la pandémie COVID -19. Ces lieux concentrent un grand nombre de personnes dans un petit espace, ce qui favorise la contagion.

Dans pratiquement tous les pays qui ont mis en quarantaine en raison de l à COVID -19 règlements ont été émis ordonnant la fermeture de ce type de sites de divertissement.

L'OMS a souligné que tout site de divertissement où la foule est un foyer potentiel de risque de propagation du coronavirus SARS-CoV-2.

Par conséquent, il a souligné l'appel aux autorités de ne pas favoriser leur poursuite jusqu'à la fin de la pandémie.

103. Ascenseurs et escaliers

Il est recommandé d'éviter l'utilisation d'ascenseurs pendant la pandémie de COVID -19, car ce sont de petits espaces où une charge virale importante peut être concentrée s'ils sont utilisés par une personne malade qui n'est pas correctement protégée avec un masque et des gants.

Bien que les ascenseurs disposent de systèmes de ventilation, dans la grande majorité des cas, le débit d'air qu'ils produisent est insuffisant pour renouveler rapidement l'air frais.

De cette façon, les gouttelettes émises par un patient lors de la respiration ou de la toux peuvent être conservées pendant une longue période de temps à l'intérieur des ascenseurs.

Le clavier ou le panneau de commande d'un ascenseur est une autre source potentielle d'infection s'il est utilisé par une personne malade dont les mains sont contaminées par le virus.

Dans les bâtiments où son utilisation est inévitable, l'OMS recommande de limiter le nombre de personnes embarquant dans les ascenseurs à celui qui permet de garder une distance de 1 mètre.

Il est également recommandé de désinfecter vos surfaces internes, notamment les panneaux de contrôle et les boutons d'appel à chaque étage, plusieurs fois par jour avec des solutions à base d'alcool concentré.

Dans le cas des échelles, manuelles et mécaniques, la priorité est de désinfecter les mains courantes autant de fois que possible et de maintenir une distance de 2 mètres entre un utilisateur et un autre.

104. Transports publics et privés

Les transports publics sont l'un des systèmes qui nécessitent le plus d'attention de la part des autorités sanitaires, car ils sont utilisés simultanément par un grand nombre de personnes.

Dans les endroits où la quarantaine totale a été déclarée, les transports publics ont été temporairement suspendus, y compris les trains interurbains, les métros, les bus et les services de taxi. Dans les villes qui ne restreignent pas encore l'utilisation des bus et des métros, les autorités sanitaires ont recommandé de réduire le volume de passagers par voiture ou unité, afin de maintenir une séparation personnelle adéquate.

Il a également été recommandé de mettre en place des systèmes de désinfection pour les wagons, les bus, les taxis et tout autre véhicule utilisé comme moyen de transport de masse.

Pour sa part, l'utilisation des transports privés reste un moyen sûr de se déplacer en pleine pandémie, tant que son utilisation ne viole pas les restrictions sur le transit des personnes et des véhicules pendant la quarantaine.

105. Vols et aéroports

Transport aérien prouvé pour être la principale voie de propagation de l à COVID -19 de la Chine au reste du monde.

Suite à l'apparition de la première épidémie de COVID -19 à Wuhan, en Chine, entre fin décembre 2019 et janvier 2020, de nombreux pays ont rejeté les premières recommandations des scientifiques et des chercheurs de limiter ou de suspendre les vols à destination et en provenance de la Chine. Cela a encouragé des milliers de personnes, en bonne santé et infectées avec ou sans symptômes, à voyager d'un continent à l'autre.

Les premiers cas enregistrés en dehors de la Chine, en Corée du Sud, au Japon, en Italie et dans d'autres pays, concernaient généralement des personnes qui s'étaient rendues à Wuhan et étaient revenues par avion. Aux États-Unis, le premier cas concernait également une personne rentrée par avion de Chine.

Les aéroports sont peut - être le plus gros problème de santé face aux gouvernements de surveiller l'arrivée de l à COVID -19 à leurs territoires, comme cela est arrivé avec les précédentes pandémies comme la grippe H1N1 et le SRAS. Dans ces installations, un grand nombre de personnes se rassemblent pendant des heures dans des espaces fermés, ce qui est une source permanente de contagion.

Actuellement, la plupart des pays d'Europe, d'Amérique latine et des États-Unis maintiennent la fermeture des vols internationaux, à l'exception de ceux qui visent à rapatrier des citoyens bloqués dans d'autres pays.

Si, pour une raison quelconque, vous devez prendre l'avion, il est important de porter un équipement de protection tel qu'un masque, un écran facial, des gants et une combinaison de protection, ainsi que de vérifier la température corporelle et les signes vitaux.

En outre, dans les aéroports qui assurent des opérations de rapatriement de nationaux ou de transport de médicaments et de marchandises, des tests rapides doivent être appliqués à l'équipage et aux passagers de l'avion et les zones de quarantaine des voyageurs bloqués par la fermeture des frontières doivent être établies.

106. Ports et croisières

Les croisières touristiques présentent un risque élevé de contagion par les maladies virales et bactériennes, pour diverses raisons. À la concentration massive de passagers, voire des milliers dans certains navires modernes, s'ajoute le fait que son intérieur est une sorte d'écosystème fermé où l'air potentiellement contaminé par des virus et des agents pathogènes recircule à travers des dizaines de cabines, chambres et ponts avant d'être rénové de l'extérieur.

Dans le cadre de la pandémie COVID -19, plusieurs cas de croisières de luxe ont été signalés en Asie, en Europe et aux États-Unis où la présence de passagers infectés a été signalée, nombre d'entre eux après avoir visité la Chine et d'autres pays asiatiques.

Dans la plupart des cas, les passagers n'ont pas pu être débarqués pour des soins médicaux, en raison du refus de différents gouvernements d'autoriser ces navires à accoster dans leurs ports. Cela a entraîné la mort de nombreux passagers malades, principalement les plus âgés.

Les croisières sont actuellement pratiquement interdites pour des raisons de santé et à la lumière de l'expérience vécue au début de la pandémie. Les ports de chargement et de déchargement sont également des centres nerveux du point de vue épidémiologique.

Pendant le pic de la chaîne de contagion en Chine, toutes les opérations portuaires touristiques et commerciales ont été fermées et n'ont rouvert que dans une mesure limitée, le nombre de nouveaux cas ayant diminué à la mi-avril.

Cependant, de nombreux pays en développement tributaires des importations ne peuvent pas prendre ce type de mesures de fermeture de ports car ce sont leurs seules voies d'entrée pour les produits alimentaires et les produits de base.

Dans ces cas, l'OMS a recommandé la mise en place de douanes sanitaires pour l'inspection des équipages et la désinfection des équipements et des cargaisons arrivant à bord des navires.

Les personnes qui doivent voyager par bateau subissent un contrôle strict avant l'embarquement et doivent respecter une période de quarantaine à leur arrivée.

107. Écoles et universités

Le secteur de l'éducation est un autre point focal dans la prévention de la santé de la COVID-19, donc pratiquement la mi-Mars tous les pays du monde avait ordonné la suspension des classes de la maternelle à l'université.

L'OMS en a souligné l'importance, car bien que les adultes de plus de 60 ans soient plus à risque de complications liées au COVID-19, les jeunes ont les mêmes possibilités d'être infectés qu'un adulte plus âgé.

En outre, des décès de jeunes de quelques mois à 18 ans ont été signalés et bon nombre des personnes infectées ont entre 25 et 49 ans.

La disponibilité d'Internet et des ressources électroniques pour la gestion de l'information permet de poursuivre l'éducation des enfants et des jeunes à la maison, grâce à des cours virtuels et à l'apprentissage en ligne.

Dans le cadre de la pandémie de COVID -19, plus de 130 pays ont mis en place une suspension des cours en face-à-face et sa poursuite via des classes virtuelles ou par voie électronique.

De cette façon, la continuité et l'achèvement des périodes régulières de l'enseignement primaire et secondaire sont garantis, ainsi que l'avancement des cours universitaires de premier cycle et de troisième cycle.

En ce sens, l'OMS a recommandé aux pays qui n'ont pas encore mis en place de cours en ligne de rechercher des alternatives permettant à l'éducation des enfants et des jeunes de continuer chez eux et d'éviter de les exposer à une contagion massive s'ils fréquentent des écoles et des universités pendant pandémie.

Partie X. Résumé des faits et des controverses cliniques

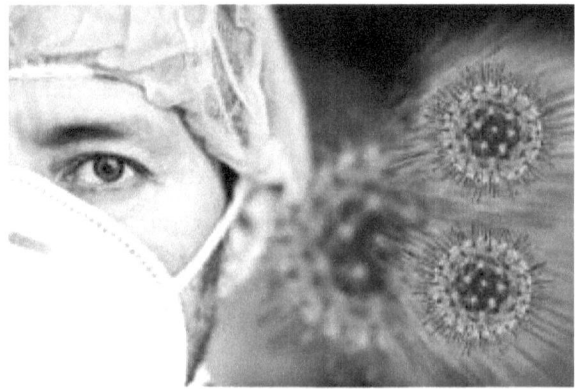

Dans cette dernière partie du deuxième volume du livre, l'auteur se consacre à clarifier certains points controversés sur l'évolution clinique, le diagnostic, le traitement et les mesures de prévention, pour compléter toutes les informations déjà exposées.

Le livre se termine par une vision des perspectives possibles pour l'avenir du monde après avoir contrôlé l'infection par le SRAS-CoV-2 et la maladie COVID -19.

108. Explications sur COVID -19

Le lavage des mains avec du savon, de l'hypochlorite de sodium et de l'alcool antiseptique élimine le virus.

Ces trois méthodes sont efficaces pour éliminer le virus, tant qu'elles sont bien appliquées. Dans le cas des mains, le lavage doit durer au moins 30 secondes, en frottant bien le dos et les espaces entre les doigts.

L'hypochlorite de sodium est très utile pour stériliser les surfaces potentiellement contaminées par contact avec une personne infectée. Dans le cas de l'alcool antiseptique, il n'est efficace que si sa concentration est supérieure à 60%, il est capable d'inactiver le virus après 1 minute.

Quarantaine, la distance de mensonge des masques sociaux et éviter d'être infecté portant.

L'infection par COVID -19 se produit lorsque les gouttelettes nasales émises par un patient en toussant, en respirant ou en éternuant atteignent les muqueuses (nez, bouche, conjonctive) d'une personne en bonne santé.

Bien qu'elles semblent simples, ces trois mesures utilisées ensemble sont très utiles pour réduire le risque de contagion en coupant le cycle de transmission de personne à personne du SRAS-CoV-2.

Le plus utile des masques est qu'ils bloquent une grande partie des gouttelettes dont la charge virale est expulsée par des personnes infectées, avec ou sans symptômes COVID - 19. La distance sociale et la mise en quarantaine dans les cas suspects contribuent notamment à ralentir la propagation des infections entre groupes de personnes, très importante dans les centres habités et les grandes villes.

Les personnes infectées sans symptômes peuvent transmettre le SRAS-CoV-2.

Un petit pourcentage de personnes infectées par le SRAS-CoV-2 ne se développent pas ou ne prennent pas plus de temps pour montrer des symptômes visibles de la maladie. Cependant, ils peuvent se propager à d'autres personnes à proximité par le biais de gouttelettes respiratoires que l'infecté expulse lorsqu'il parle, respire ou éternue.

Certaines études ont conclu qu'une personne infectée peut transmettre la maladie à d'autres entre 2 et 5 jours avant de présenter des symptômes. En outre, il a été constaté que la charge virale de ces patients asymptomatiques est similaire à celle des patients présentant des symptômes légers ou modérés.

Il s'agit d'une simple grippe qui attaque les personnes âgées avec de faibles défenses.

Les statistiques recueillies en Chine et en Espagne, pays fortement touchés par la pandémie, indiquent que le nombre le plus élevé d'infectés se situait dans la tranche d'âge entre 20 et 79 ans, avec un taux d'infection très faible chez les 0 à 19 ans. Par conséquent, on considère que le SRAS-CoV-2 peut infecter des personnes de tout âge, même si elles sont en bonne santé et que leur système immunitaire fonctionne correctement.

Seules les personnes âgées et les personnes ayant déjà souffert de problèmes de santé se compliquent et meurent.

Les statistiques gérées par l'OMS indiquent que le taux le plus élevé de complications et de mortalité par COVID -19 se produit parmi le groupe de personnes de plus de 60 ans ou souffrant de maladies sous-jacentes telles que le diabète, l'hypertension ou les maladies cardiovasculaires. Cependant, cette mortalité ne se limite pas exclusivement à ce groupe, car il existe également un fort pourcentage de personnes infectées âgées de 20 à 59 ans.

Les enfants et les jeunes en bonne santé sont moins sensibles à la maladie COVID -19.

Bien que les statistiques des cas signalés dans le monde indiquent une incidence plus faible de la maladie chez les enfants de 0 à 10 ans, cela ne signifie pas qu'ils sont moins vulnérables à l'infection ou peuvent développer des complications.

La possibilité de contagion s'est avérée égale à tous les âges, qu'il y ait ou non des conditions médicales antérieures. Dans de nombreux pays, les enfants présentant des symptômes respiratoires ne sont pas testés, ce qui peut affecter les statistiques COVID -19 pour ce groupe.

Actuellement, plusieurs études sont en cours pour déterminer s'il existe ou non un type de mécanisme naturel plus résistant aux jeunes organismes chez les adultes et les personnes âgées contre l'invasion cellulaire par le SRAS-CoV-2.

Différence entre la réponse inflammatoire protectrice et la réponse hyperinflammatoire.

En tant que réaction initiale à une infection ou à une blessure, le corps active un mécanisme immunitaire inflammatoire qui aide à repousser les agents pathogènes et à réparer les tissus.

Dans le cas des personnes infectées par COVID -19 qui développent des symptômes légers ou modérés, un certain type d'inflammation est présent dans les tissus pulmonaires, qui sont les premiers à être attaqués par le coronavirus SARS-CoV-2. Cette inflammation vise à protéger l'organisme contre la progression de cette infection.

Dans de nombreux cas cependant, la COVID -19 extrême réponse inflammatoire provoque remplit pratiquement les poumons avec le fluide et à son tour, produit une défaillance multiviscérale ou la mort.

Cette réaction est similaire à ce qui se passe chez les patients atteints de maladies auto-immunes avancées ou qui souffrent d'infections graves.

Les patients atteints de COVID-19 peuvent passer de symptômes similaires à une image virale normale à un processus inflammatoire extrême en très peu de temps. En plus des poumons, d'autres organes tels que le cœur sont également affectés par ce processus hyperinflammatoire.

L'utilisation de certains médicaments pour le traitement de la polyarthrite rhumatoïde, tels que le tocilizumab, a donné de bons résultats chez des patients gravement malades qui entamaient un processus inflammatoire sévère.

Dans la plupart des cas, il a été évité de les intuber après normalisation de la fonction pulmonaire avec l'utilisation de ce médicament.

Tempête de cytokines et lymphohistiocytose hémophagocytaire.

La COVID-19 cause chez les patients graves une réponse immunitaire exagérée et incontrôlée appelée «tempête de cytokines». Dans sa lutte contre l'agent infectieux, le système immunitaire détruit les cellules de l'épithélium pulmonaire, provoquant une inflammation des poumons et un remplissage de liquide et de flegme. Cela entraîne à son tour une insuffisance respiratoire ou une septicémie qui peut être fatale.

La tempête de cytokines aurait été responsable de nombreux décès lors des pandémies de grippe espagnole de 1918 et du SRAS en 2003. L'autopsie de certains qui sont morts du COVID-19 a montré qu'ils souffraient d'un syndrome hyperinflammatoire connu sous le nom de lymphohistiocytose hémophagocytaire secondaire (SHLH). SLHS peut apparaître chez les adultes touchés par des infections virales, qui souffrent d'hypercytokinémie fulminante, ainsi que d'une défaillance de plusieurs organes à la fois, y compris les poumons, avec des résultats fatals.

Rénine angiotensine aldostérone: ECR vs ECAII.

L'axe rénine angiotensine aldostérone (RAAS) est une cascade de peptides vasoactifs qui participent aux processus physiologiques clés.

Le SRAS-CoV-2 pénètre dans les cellules épithéliales pulmonaires en utilisant l'enzyme de conversion de l'angiotensine 2 (ECAII) comme récepteur.

L'enzyme ECAII participe physiologiquement à la fonction de RAAS mais fonctionne également comme un récepteur pour le coronavirus. En fait, il est considéré que l'absence de ECAII récepteurs chez les enfants jeunes et en bonne santé pourrait expliquer pourquoi la C Ovid -19 ne semble pas à affecter les autant que les groupes plus âgés.

Certains experts ont remis en question l'opportunité de continuer à administrer des médicaments hypertendus, qui agissent comme des inhibiteurs de l'axe RAAS, aux patients atteints de COVID -19.

L'opinion est qu'il n'est pas clair comment les bloqueurs RAAS affectent les niveaux et l'activité ECAII et donc, au lieu d'améliorer la résistance du patient à l'infection, l'effet inverse pourrait être obtenu.

Cependant, d'autres auteurs considèrent que l'élimination de ces bloqueurs pourrait mettre en danger la santé des patients atteints de COVID -19 avec des complications antérieures telles que l'insuffisance cardiaque, l'infarctus du myocarde et d'autres maladies cardiaques chroniques.

Aide-t-il à arrêter les traitements de l'hypertension, du diabète et de la polyarthrite rhumatoïde?

Chez les patients atteints de diabète et d'hypertension, COVID -19 peut provoquer de graves déséquilibres qui mettent la vie en danger, il n'est donc pas conseillé de modifier ou d'arrêter le traitement pour contrôler ces conditions.

Pour les maladies auto-immunes comme la polyarthrite rhumatoïde et d'autres qui nécessitent un traitement aux corticostéroïdes, les médecins ont constaté que certains médicaments interrompent la réponse inflammatoire du corps à l'infection par COVID- 19.

Cela peut être utile dans les cas graves où une inflammation dangereuse des tissus pulmonaires est présente. Dans tous les cas, l'arrêt de ces médicaments dépendra exclusivement de la décision du médecin traitant.

Perte d'odeur et de goût comme premier symptôme.

Les patients COVID -19 dans le monde ont signalé une perte presque totale d'odeur et de goût au début de la maladie, avant même l'apparition des symptômes les plus typiques tels que fièvre, toux sèche, fatigue et difficultés respiratoires.

Une étude publiée en avril 2020 en Californie, aux États-Unis, a confirmé que la perte de ces sens était courante chez 80% des personnes touchées par COVID -19. Cependant, il a également été constaté que les patients ont retrouvé le goût et l'odeur 2 à 4 semaines après l'infection.

Signes d'avertissement utiles pour les patients mineurs isolés dans votre maison pour éviter de mourir à la maison.

Les patients atteints de conditions légères qui sont mis en quarantaine à la maison n'ont besoin que de repos, d'hydratation et d'une bonne nutrition pendant la période de 2 à 4 semaines, ce qui peut prendre du temps pour que l'infection à coronavirus disparaisse.

Cependant, si des symptômes tels que des vertiges, des tons bleus dans les ongles et les lèvres, des douleurs thoraciques et un essoufflement apparaissent à tout moment, une assistance médicale doit être recherchée immédiatement car ce sont des signes de complications possibles dans les poumons et le système circulatoire.

Différences de pathogenèse, cliniques et de traitement entre les phases de COVID -19.

Le COVID -19 a des différences importantes d'autres maladies comme le SRAS coronavirus et MERS. Le premier est son taux de contagion très élevé, qui contraste avec son faible taux de mortalité.

Le taux de mortalité par COVID- 19 se situe entre 1,5 et 2,4% des cas, par rapport au SRAS et au MERS, qui présentaient des taux de mortalité de 11 et 30%, respectivement. Bien que les symptômes initiaux soient similaires (fièvre, toux sèche et essoufflement), COVID -19 comprend également une perte d'odeur et de goût, des maux d'estomac et des vertiges.

Comme la majorité des patients atteints de COVID- 19 présentent des symptômes bénins, ils peuvent se reposer à la maison, tandis que dans le SRAS et le MERS, toutes les personnes touchées présentaient des symptômes graves qui justifiaient leur hospitalisation immédiate.

Toutes les pneumonies nécessitent des radiographies, des échographies et une tomographie.

Le protocole de prise en charge des patients atteints de COVID -19 stipule qu'ils doivent subir une radiographie pulmonaire et une analyse de l'oxygène sanguin pour évaluer s'ils sont à risque de complications respiratoires, telles qu'une pneumonie.

Les patients atteints de pneumonie doivent subir des études radiologiques et échographiques pour surveiller les dommages pulmonaires causés par le COVID- 19.

Ces études nous permettent également de connaître la surface pulmonaire affectée par l'accumulation de flegme et l'inflammation de l'épithélium pulmonaire, ainsi que de déterminer le niveau d'évolution et de réponse aux traitements appliqués.

Différence entre la RT-PCR et les tests de diagnostic rapide pour le SRAS-CoV2.

Le test RT-PCR ou "Polymerase Chain Reaction" est utilisé pour diagnostiquer la présence d'une infection en détectant un fragment du matériel génétique du pathogène responsable, qu'il s'agisse d'un virus ou d'une bactérie.

Dans le cas de COVID -19, le test RT-PCR est appliqué aux échantillons prélevés dans les voies respiratoires supérieures du patient. L'objectif est de détecter un fragment génétique de SARS-CoV-2, c'est-à-dire une molécule d'ARN correspondant à ce coronavirus.

Le test RT-PCR nécessite plusieurs heures pour afficher le résultat, mais il a un taux de réussite élevé.

Pour sa part, les tests de diagnostic rapide ne détectent pas la présence du coronavirus responsable du COVID-19, mais détectent plutôt les anticorps produits par l'organisme infecté par le SRAS-CoV-2, grâce à une méthode réactive et visuelle basée sur en couleurs, semblable aux tests de grossesse. Un seul échantillon de sang doit être analysé. Le résultat est obtenu en seulement 15 minutes.

La procalcitonine comme marqueur d'une infection bactérienne.

La procalcitonine est un polypeptide sérique présent en faible quantité dans le plasma sanguin, ce qui augmente considérablement son niveau peu de temps après une infection bactérienne systémique grave telle qu'une méningite, un choc septique ou une septicémie.

En cas d'infections bactériennes localisées telles que la pyélonéphrite et la pneumonie, son niveau augmente modérément, alors qu'il reste stable en cas d'infection virale ou de colonisation bactérienne.

Pour cette raison, la procalcitonine (PCT) est actuellement considérée comme le meilleur marqueur de la présence d'infections bactériennes, dépassant en efficacité le nombre de leucocytes, de protéine C réactive ou d'interleukines.

Différence entre les symptômes extrapulmonaires et la défaillance multi-organes.

La présence de douleurs abdominales, de diarrhée et de vomissements a été signalée par de nombreux patients présentant des symptômes légers à modérés de COVID-19 pendant la phase initiale de la maladie.

Un pourcentage d'entre eux n'a pas développé d'autres symptômes de COVID-19 tels que fièvre, toux ou détresse respiratoire, mais ils ont maintenu des problèmes abdominaux tout au long de leur convalescence.

Chez les patients sévères, les principaux problèmes non liés aux poumons étaient l'insuffisance rénale, l'insuffisance hépatique, la myocardite et les problèmes neurologiques dérivés de l'hypertension.

Prédicteurs de gravité ou de mortalité permettant de prendre des mesures médicales avancées.

Différentes études de cas de COVID-19 en Chine et en Europe concluent qu'il existe un ensemble de prédicteurs de gravité ou de mortalité chez les patients infectés qui doivent être pris en compte par les équipes médicales lors de la décision du traitement à appliquer. Ceux-ci incluent l'âge du patient, la présence de conditions médicales ou de maladies sous-jacentes, l'apparition d'infections secondaires et l'apparition d'indicateurs inflammatoires élevés dans les analyses de sang.

La leucocytose, l'élévation de l'alanine amino transférase (ALT) et de la lactate déshydrogénase (LDH), l'augmentation du temps de prothrombine et l'élévation des niveaux de procalcitonine, de ferritine sérique ou d'interleukine sont d'autres prédicteurs de la gravité ou de la mortalité. Les patients avec des scores SOFA plus élevés ont également développé des complications graves ou fatales.

Quand utiliser l'olsaltamivir et d'autres antiviraux?

Étant donné que COVID -19 est une maladie aiguë spontanément résolutive, de nombreux patients présentant des symptômes légers à compliqués reçoivent des traitements antiviraux comme stratégie pour raccourcir la durée des symptômes et réduire leur gravité. Ce type de stratégie a été utilisé avec succès dans le passé dans des maladies comme Ebola, l'hépatite B et Ce, le VIH et le SRAS.

Il existe actuellement plus de 30 antiviraux à l'essai pour déterminer leur efficacité contre le COVID -19, mais tous les chercheurs conviennent qu'ils sont plus efficaces s'ils sont appliqués lorsque les premiers symptômes apparaissent.

Utilisation d'ivermectine ou de nitazoxanide a.

L'ivermectine a été utilisée avec succès dans le traitement des virus de la dengue, du Z ika et de la grippe et a l'avantage d'avoir peu d'effets secondaires. Une étude menée par des chercheurs australiens indique que, appliqué dans des cultures de cellules infectées, ce médicament réduit considérablement la charge du coronavirus SARS-CoV-2 en seulement 24 heures. De plus, en 48 heures, cette charge disparaît complètement ou la propagation cesse.

Cependant, aucun test n'a été effectué sur des humains infectés par le SRAS-CoV-2 et la dose requise pour obtenir un résultat de type laboratoire est encore inconnue. Pour sa part, il est proposé d'utiliser le nitazoxanide antiparasitaire dans les cas bénins de COVID -19. Ce médicament a déjà été utilisé avec des résultats prometteurs dans le traitement de l'hépatite C.

Utilisation d'azithromycine, de chloroquine et d'hydroxychloroquine.

La chloroquine est un médicament utilisé dans le traitement du paludisme et des maladies auto-immunes telles que le lupus ou la polyarthrite rhumatoïde, qui semble avoir un effet antiviral contre le SRAS-CoV-2 car il modifie le pH des lysosomes cellulaires, où le virus se multiplie. Il a également des effets anti-inflammatoires qui réduisent le risque de lésions pulmonaires dues à la tempête de cytokines.

L'hydroxychloroquine est un médicament à base de chloroquine mais avec quelques différences chimiques. Cependant, son utilisation n'a pas été approuvée par l'OMS, bien que le gouvernement américain l'ait approuvée en vertu d'un décret d'urgence sanitaire fin mars 2020.

Les deux médicaments peuvent provoquer des effets secondaires tels que des maux de tête, une perte d'appétit, des vomissements et des éruptions cutanées, et associés à l'azithromycine peuvent provoquer des arythmies cardiaques.

Utilité du plasma frais ou des immunoglobulines de patients récupérés.

Des études sont en cours pour déterminer si le plasma sanguin frais et les immunoglobulines extraits de patients récupérés à partir de COVID -19 peuvent être utiles pour augmenter la réponse immunitaire de patients sains ou diminuer les symptômes chez ceux infectés. Cela s'appuie sur certaines expériences antérieures avec Ebola, ainsi que sur la lutte contre la varicelle.

Tout au long du mois d'avril, des entreprises aux États-Unis et en Europe avancent la collecte de plasma de patients récupérés de COVID -19, riche en anticorps. Ils espèrent avoir la première thérapie à base d'immunoglobulines contre le SRAS-CoV-2 après juillet 2020.

T iméralement, USA a autorisé la transfusion de plasma de patients récupérés à des patients très graves, comme mesure extrême pour leur sauver la vie en surstimulant leur système immunitaire.

Utilisation d'interférons, d'anticorps monoclonaux et d'immunoglobulines intraveineuses.

Les interférons sont testés et appliqués dans le traitement du COVID -19 afin de stimuler rapidement la capacité du corps à réagir aux infections par des virus tels que le SRAS-CoV-2. Les anticorps monoclonaux sont utilisés depuis des années dans le traitement du cancer et sont récemment apparus comme un moyen efficace de lutter contre Ebola.

Des scientifiques italiens étudient comment obtenir des anticorps monoclonaux spécifiques contre le SRAS-CoV-2, ce qui nécessitera un temps plus court que le développement d'un vaccin. Des cellules B de patients récupérés de la maladie sont utilisées à cet effet.

Pour leur part, les immunoglobulines intraveineuses ont été utiles pour lutter contre les infections chez les patients en choc septique ou septicémie et elles sont actuellement à l'étude sur la façon de les utiliser pour attaquer spécifiquement le SRAS-CoV-2.

Les États-Unis ont autorisé cette recherche et collaborent avec certaines entreprises européennes pour produire du plasma convalescent, riche en anticorps, prélevé sur des patients récupérés de COVID -19.

Troponines, enzymes, lésions endothéliales, lésions cardiaques et infarctus aigu du myocarde.

Chez les patients COVID-19 plus âgés atteints d'une maladie cardiovasculaire sous-jacente, ceux-ci présentaient des signes d'augmentation des lésions du tissu cardiaque pouvant entraîner des lésions aiguës du myocarde.

La tempête de cytokines causée par une infection pulmonaire a souvent causé la mort d'une myocardite fulminante. COVID-19 s'est également avéré provoquer une augmentation de la tension dans les tissus du cœur par la baisse des niveaux d'oxygène dans le sang due à l'implication des poumons.

Priorité de la protection du personnel avant une arrestation cardiorespiratoire.

Le personnel de santé à l'extérieur du centre de santé, comme les ambulances et les services similaires, doit être protégé par des combinaisons de protection individuelles avant de soigner tout patient suspecté ou confirmé de COVID-19 qui souffre d'un arrêt cardiorespiratoire (PCR).

Toutes les procédures de réanimation doivent être évitées si le personnel n'a pas l'équipement de protection individuelle de base, comme un masque, des lunettes, des gants et une blouse. La pratique consistant à contrôler l'haleine du patient ou à appliquer la respiration bouche à bouche doit être évitée à tout moment. L'utilisation d'un défibrillateur peut ressusciter rapidement le patient et éviter d'appliquer des compressions thoraciques et de respirer de bouche à bouche. Si cela ne se produit pas, vous devez vous limiter à appliquer uniquement une compression thoracique.

En milieu hospitalier, le personnel de santé doit utiliser tous les outils de protection contre la contagion COVID-19 et fournir une intubation orotrachéale aussi rapidement que possible lors de la réalisation de compressions thoraciques ou de l'application d'un défibrillateur.

Améliorer les voies respiratoires en cas de chômage: masques laryngés et intubation entotrachéale.

Les patients atteints de COVID-19 qui nécessitent une assistance respiratoire par PCR peuvent infecter le personnel de santé en recevant la respiration de bouche à bouche, l'intubation trachéale, la trachéotomie, la ventilation non invasive ou la ventilation par masque de poche.

Si un masque laryngé est utilisé, un filtre doit y être appliqué pour empêcher les gouttelettes respiratoires du patient de s'échapper dans l'air. Dès que possible, une aide respiratoire avec intubation entotrachéale doit être administrée, en essayant en tout temps de porter des éléments de protection individuelle tels qu'un masque, un écran facial, des gants et une blouse complète.

En réanimation cardiaque: défibrillation, technique de massage cardiaque de pronation, médication.

Haut contagiosité de l à COVID -19 forcé de changer les méthodes utilisées pour la réanimation des patients en arrêt cardiaque, afin de protéger les travailleurs de la santé.

Les procédures de réanimation effectuées en dehors du cadre hospitalier doivent être basées autant que possible sur l'utilisation de défibrillateurs externes automatiques (DEA), plutôt que sur des techniques traditionnelles de massage cardiaque ou de compression manuelle. Cela augmente la possibilité pour le patient de réagir et d'éviter d'avoir à maintenir plus de contacts physiques.

Parmi les procédures adoptées pour faciliter la respiration des patients souffrant d'insuffisance respiratoire aiguë, la position couchée se distingue. Cela soulage la pression sur les poumons et aide à augmenter le niveau d'oxygène dans le sang, réduisant ainsi la nécessité d'intuber le patient.

Dans de nombreux cas de patients gravement malades par C Ovid -19 arrêt respiratoire souffert tout en pronation, a appliqué une technique similaire à celle utilisée pour la réanimation des bébés de nourrissons.

Dans ce cas, une surface dure est placée sous la poitrine du patient tout en appliquant une pression rapide ou une série de coups sur son dos, pour obtenir une compression thoracique qui aide le cœur à sortir de l'arythmie ou à reprendre son rythme cardiaque.

La médication d'un patient avec C OVID -19 qui a subi une réanimation cardio-pulmonaire est une question sensible. Certains patients sont traités expérimentalement avec de la chloroquine et similaires ont souffert d'arythmies cardiaques, donc s'ils subissent une PCR, il n'est pas recommandé de continuer à appliquer ce médicament pour éviter d'autres dommages.

Jusqu'à présent, les médecins ont convenu de l'importance que les patients COVID -19 souffrant de problèmes cardiaques continuent de recevoir des médicaments pour ces conditions afin de réduire les risques d'augmentation des dommages au cœur et aux vaisseaux.

Avant atteinte cardiaque: échocardiogramme, angiographie coronaire interventionnelle et thrombolyse.

L'une des leçons tirées de la pandémie de COVID -19 est que les patients ayant déjà souffert de conditions sous-jacentes telles que l'hypertension ou le syndrome coronarien aigu (SCA) courent un risque élevé de complications graves, voire de décès.

Cela a contraint les professionnels de la santé à repenser les protocoles établis pour la prise en charge des patients coronariens atteints de C OVID -19.

Un grand pourcentage des cas graves de cette maladie sont liés à des patients atteints d'une maladie cardiaque, qui ont généralement une élévation des troponines comprise entre 8 et 12%.

Ils courent également le risque de développer une myocardite.

Pour cette raison, les services de santé devraient donner la priorité à l'utilisation de procédures non invasives lors de l'évaluation clinique d'un patient présentant un risque de SCA ou de lésions cardiaques qui est affecté par le COVID -19.

Des précautions doivent être prises pour décider d'effectuer une angiographie coronarienne interventionnelle ou toute procédure invasive, et les experts recommandent de ne la réaliser que si un SCA à haut risque ou une récidive d'ischémie est suspecté même lorsque le traitement est appliqué.

Cependant, la chose la plus importante et recommandée est de faire ce type de procédure uniquement si le patient atteint de COVID -19 a un bon pronostic dans son tableau infectieux.

Aide à l'effet immunomodulateur des statines: propolis, gouttes homéopathiques et lévamisole.

Une stratégie proposée dans la lutte contre le COVID -19 consiste à appliquer des anti-inflammatoires avec des stimulants du système immunitaire ou des immunostimulateurs. Le médicament anthelminthique lévamisole a été considéré pour cela pour ses propriétés immunomodulatrices, qui aident à augmenter le nombre de lymphocytes et à renforcer la capacité de défense de l'organisme.

Il peut également se lier à la protéase de type papaïne (PL-pro) présente à la surface du SRAS-CoV-2 et réduire sa capacité à infecter les cellules humaines. Il est également proposé d'utiliser des produits naturels tels que la propolis, produite par les abeilles, qui est riche en fer, en aluminium et en substances antiseptiques.

À cela s'ajoute l'utilisation de gouttes homéopathiques à base de plantes dont il a été démontré depuis des siècles qu'elles ont des propriétés bénéfiques pour le système immunitaire. Cependant, ces thérapies sont considérées comme des alternatives et n'attaquent pas directement l'infection au COVID- 19 mais aident seulement le corps à avoir une plus grande résistance aux maladies en général.

Augmente les défenses: vitamine D, sérums du complexe B et surdosage en vitamine C.

Bien qu'aucune relation directe n'ait été trouvée entre l'apport en vitamines et la protection contre l'infection par le SRAS-CoV-2, certaines études suggèrent qu'un traitement à haute dose de vitamine D pourrait aider à diminuer le taux d'infection chez les adultes jeunes et vieux.

Ceci est basé sur des études effectuées sur l'incidence des cas dans les pays moins ou plus exposés au soleil, qui ont constaté que les pays tropicaux ont tendance à montrer un taux de contagion beaucoup plus faible que les pays de l'hémisphère nord.

La consommation de complexe de vitamine C ou B ne semble pas avoir une plus grande incidence dans le traitement du COVID -19, bien que sa consommation soit recommandée pour maintenir un système immunitaire sain.

Des vaccins efficaces peuvent être disponibles en moins de 2 ans.

Des experts du monde entier assurent que le SRAS-CoV-2 ne peut pas être totalement éradiqué, il est donc urgent de créer un vaccin pour protéger la population. En janvier 2020, le génome du coronavirus SARS-CoV-2, responsable de COVID- 19, a été publié et les premières expériences pour créer un vaccin contre cette maladie ont commencé.

Plus de 25 entreprises et laboratoires dans le monde travaillent sur le développement d'un vaccin efficace contre le COVID -19, avec le soutien des gouvernements et des institutions publiques et privées. On estime que le premier vaccin pourrait être prêt dans environ 18 mois, c'est-à-dire pour le second semestre 2020.

Grâce à une collaboration internationale, ce délai est bien inférieur à ce qui est normalement requis dans un nouveau vaccin, ce qui peut nécessiter jusqu'à 10 ans de recherche et de test.

Cela affecte-t-il la grossesse, l'accouchement et le nouveau-né?

Des études menées à Wuhan, en Chine, sur des femmes enceintes infectées par COVID -19 n'ont trouvé aucun signe de transmission du virus de la mère au fœtus pendant la grossesse. Cela implique que la formation du fœtus n'est pas affectée par le SRAS-CoV-2, et qu'il n'y a pas de risque direct que le nouveau-né contracte l'infection par la voie utérine. Cependant, en cas de décès de femmes enceintes qui, avant de contracter COVID -19, avaient déjà développé des complications de la grossesse telles que le diabète gestationnel ou l'hypertension artérielle.

Des cas de contagion ont également été enregistrés chez des nourrissons de moins de 1 an, qui dans certains cas ont développé des symptômes sévères. Chez les femmes enceintes présentant des symptômes légers ou asymptomatiques, l'accouchement pouvait se faire normalement, mais celles présentant des complications respiratoires devaient subir des césariennes pour éviter les risques pour la vie de la mère et de l'enfant.

Les enfants infectés auront-ils des problèmes de développement psychomoteur et mental?

Jusqu'à présent, on ne sait pas si COVID -19 laisse des conséquences à long terme sur le développement intellectuel et psychomoteur des enfants infectés, bien que plusieurs études soient en cours sur ce sujet.

COVID -19 est connu pour avoir certaines complications neurologiques, telles que la perte de goût et d'odeur, qui récupèrent généralement 2 à 4 semaines après la fin de l'infection. Jusqu'à 36% des personnes infectées présentent cette perte de goût et d'odeur ou une autre manifestation neurologique comme des vertiges et des maux de tête. Dans les cas graves, une perte involontaire de contrôle de la respiration a été rapportée.

Les patients récupérés sont-ils immunisés contre le SRAS-CoV-2?

Les hôpitaux de Chine et de Corée du Sud qui ont soigné des patients atteints de COVID -19 au plus fort de la pandémie ont signalé des cas de réinfection chez des patients qui avaient reçu leur congé.

Actuellement, plusieurs études en cours semblent indiquer que le corps humain ne développe pas une immunité totale contre COVID -19, il a donc été recommandé que les patients récupérés suivent les mesures sanitaires d'hygiène et de prévention de la contagion, surtout s'ils maintiennent le contact avec les malades chez eux.

Les patients récupérés peuvent-ils arrêter l'isolement et porter des masques?

En raison de la possibilité que les patients récupérés puissent être réinfectés avec COVID-19, l'OMS a recommandé que les personnes libérées continuent d'appliquer des mesures préventives contre la contagion. Cela comprend le port de masques et de gants pour sortir et le maintien de la distance sociale recommandée par rapport au reste de la population.

En outre, il a été constaté que certains patients présentant des symptômes bénins de COVID-19 continuaient d'être contagieux jusqu'à 8 jours après la disparition des symptômes. Pour cette raison, il est conseillé aux patients rétablis de maintenir l'isolement social et les mesures de précaution pendant au moins 14 jours supplémentaires, surtout s'ils partagent une maison avec des personnes non infectées.

Laisse des séquelles fonctionnelles ou une fibrose pulmonaire chez les patients rétablis.

Des études effectuées sur les poumons de patients graves ou décédés par COVID-19 montrent de graves dommages aux vaisseaux pulmonaires, aux bronches et aux bronchioles à la suite de la maladie. Le COVID-19 détruit d'abord les cellules ciliées de l'épithélium pulmonaire, responsable de bactéries «balayage», la poussière et les cellules mortes des poumons. Cela provoque une grave accumulation de flegme et de liquide en eux.

Dans les cas graves et mortels, il a été constaté que les patients perdaient jusqu'à 70% de leur capacité respiratoire en raison de la formation de plaques appelées «opacité du verre dépoli» et de l'inflammation du tissu épithélial pulmonaire.

Il a également été déterminé que plus l'inflammation pulmonaire ou la pneumonie dure, plus les dommages permanents aux tissus pulmonaires sont importants.

109. Le monde après COVID -19

Parmi toutes les pandémies enregistrées à l'époque moderne, la maladie COVID -19 causée par le coronavirus SARS-CoV-2 est sans aucun doute celle qui a marqué les structures sociales les plus profondes et les plus étendues de la planète. Le degré d'infection atteint par COVID -19 était notoire. En avril 2020, il avait déjà atteint 2,4 millions de personnes dans 225 pays et territoires et causé 164000 décès.

La réaction des gouvernements et de la population à la pandémie a provoqué un profond changement dans le fonctionnement de la société et de l'économie, affectant plus de 4,5 milliards de personnes. Pour la première fois depuis la peste noire médiévale, des pays entiers ont ordonné la mise en quarantaine totale de leurs grandes villes, la cessation des activités commerciales ou industrielles non essentielles et l'application de mesures sanitaires strictes pour ceux qui devaient sortir pour acheter de la nourriture, de la nourriture ou du travail.

Le plus regrettable a été la mort massive de personnes âgées dans des pays comme l'Italie et l'Espagne, dont beaucoup dans des maisons de retraite où ils espéraient atteindre calmement la fin de leur vie. Le personnel médical a été gravement battu par COVID -19, avec des milliers de médecins et d'infirmières malades ou décédés dans le monde en quelques mois seulement.

Cependant, la pandémie COVID -19 entraînera également des changements positifs pour la société à long terme. Pour la première fois depuis la Seconde Guerre mondiale, les carences sanitaires des pays développés, qui jusque-là se vantaient d'être organisés et efficaces en matière de santé, se sont révélées.

Cela obligera à revoir en profondeur leurs systèmes de santé, ainsi que le fonctionnement des organisations publiques et privées qui doivent assurer la recherche et le développement de remèdes contre les maladies.

Tous les pays devraient également concevoir des plans d'intervention pour les événements futurs de cette ampleur, ainsi qu'améliorer la fourniture d'équipements et de médicaments dans les hôpitaux et protéger le personnel médical, le premier front de bataille dans la lutte pour sauver des vies des maladies et des catastrophes causée par l'homme et la nature.

Pour la première fois, des critiques ont été adressées au fonctionnement d'institutions intouchables, telles que l'Organisation mondiale de la santé (OMS) et les Centers for Disease Control, et appelle à une plus grande démocratie dans la prise de décision en leur sein. Un autre changement sera perçu dans le comportement de la population, qui comprendra désormais l'importance de respecter les règles d'hygiène pour prévenir la transmission des maladies.

Le long isolement social appliqué dans les grandes villes du monde va également changer le mode d'interaction entre les gens. Loin de regagner la grande foule qui a caractérisé les centres urbains, de nombreuses personnes seront désormais plus prudentes au risque de tomber malades. Cela contribuera à réduire l'incidence des maladies transmissibles comme la grippe, qui fait chaque année des milliers de victimes dans le monde et dont personne ne parle pour le moment.

La nature bénéficiera également de cette situation. La fermeture de grandes villes a permis de constater une réduction des niveaux de pollution atmosphérique en quelques jours.

En Inde, par exemple, en seulement 15 jours de quarantaine, l'air a été si purifié que la chaîne de montagnes de l'Everest était visible à des centaines de kilomètres pour la première fois en plus de 60 ans. À Venise, en Italie, des poissons ont été vus pour la première fois nageant dans les eaux calmes de leurs canaux, exempts de sédiments pour la première fois depuis des décennies. Des dauphins et des baleines étaient observés quotidiennement à proximité des ports italiens et français, tandis que des animaux sauvages tels que des chèvres et des sangliers parcouraient les rues des villes anglaises et espagnoles en toute tranquillité. Cette pause dans l'activité humaine a permis à chacun de comprendre la beauté de la nature et l'importance de protéger la flore et la faune que nous avons encore.

Quoi qu'il en soit, la chose la plus importante est que la vie humaine sera plus valorisée, car cette pandémie a touché des milliers de familles qui ont souffert de la maladie et de la mort de leurs grands-parents, parents, enfants et frères et sœurs. Dans quelques mois, le monde entier aura surmonté cette pandémie et les leçons apprises aux niveaux scientifique, social et économique permettront à l'humanité de se préparer pour qu'une telle situation ne se reproduise pas ou ne réduise pas ses effets si elle se produit.

Enfin, il reste à dire que cette publication n'a d'autre but que de servir de guide sur l'état actuel de la pandémie COVID - 19 et ce que l'on sait de cette maladie à l'heure actuelle. Sans aucun doute, l'humanité sortira plus sage de cette situation et il ne reste plus qu'à espérer que cette leçon servira à construire un avenir meilleur pour tous.

Épilogue

Lettre finale à mes lecteurs :
E sta est une bataille que nous avons gagné ensemble.

Et ainsi se termine ce manuel conçu pour que nous puissions tous mieux comprendre le nouveau coronavirus, ses effets et ses conséquences.

Comme il s'agit d'une situation nouvelle et émergente, il est possible qu'une grande partie des informations contenues dans ce guide soient mises à jour ultérieurement, en fonction de l'évolution de la pandémie et de l'avancement des enquêtes.

L'urgence du moment et la nécessité de diffuser au plus vite les techniques actuelles de prévention et de contrôle du virus rendent la publication de ces travaux nécessaire et indispensable.

Jusqu'à ce qu'un vaccin est disponible contre la COVID -19 la meilleure façon de traiter avec elle est grâce à la collaboration, les soins et l'expérience partagée. Plus nous en saurons sur le nouveau coronavirus, plus il sera facile de l'arrêter et moins il causera de dommages.

C'est une bataille qui ne fait que commencer. Il est encore beaucoup à apprendre sur la COVID-19 et nous encore avoir un long chemin à parcourir pour le battre. Cependant, je suis convaincu que nous le ferons, comme nous l'avons fait à maintes reprises contre des maladies encore plus mortelles.

Cette pandémie est un problème mondial auquel toute l'humanité est confrontée. Le virus ne connaît pas de frontières et nous menace tous également, sans distinction de nationalité, de race, de religion ou de position sociale.

Nous vivons un moment unique, d'incertitude, de panique, de peur et d'anxiété, qui nous oblige à nous réinventer. Quelle que soit l'issue de cette histoire, nous ne serons plus les mêmes.

Cependant, comme toute crise, c'est aussi une opportunité. Une occasion d'être meilleur. Mettre de côté l'individualisme et être plus solidaire. Ne pas chercher à nous sauver seul et à tout prix, et à tendre la main à l'autre. Oublier le «je» et se souvenir du «nous».

Autant le coronavirus nous force à l'isolement et à la distance physique, plus nous devons aujourd'hui être unis que jamais.

Que ce moment nous aide à nous rapprocher de notre famille et de nos amis. Puisse-t-il nous aider à renforcer la communication avec nos enfants. Puisse-t-il nous apprendre à protéger nos personnes âgées et à prendre soin de la santé de notre corps et de notre planète.

En ce sens, j'espère que ce manuel fournira des informations précieuses à la population en général et au personnel de santé en particulier, et servira à sensibiliser à l'importance de suivre des mesures préventives pour empêcher sa transmission.

De l'avis de cet auteur, il est possible que la crise atteigne un contrôle acceptable en octobre de cette année, ce qui permettra un retour à la normale dans le travail, les activités étudiantes et sociales en général. Bien que, selon les perspectives, et en l'absence de vaccins et de traitements spécifiques, les gens continueront de tomber malades jusqu'en 2022.

Tout se terminera par l'épuisement des cas sensibles. Ce virus dépassera les possibilités de soins médicaux sous toutes les latitudes. Sans aucun doute, le monde est et sera un autre, après la pandémie de COVID - 19.

Avant de conclure, je voudrais laisser mon appréciation et mon admiration à tous les collègues qui risquent chaque jour leur vie pour sauver celle des autres.

Ces héros, dont beaucoup sont anonymes, font de gros efforts pour vaincre cette nouvelle menace. Ensemble, nous rendons l'impossible possible.

Je vous laisse un câlin plein d'espoir.

Docteur Mario Vega Carbó

Endocrinologue

Le contenu

À propos de l'auteur 2
Volume 1 5
Introduction au volume 1 6
Partie I. Défenses, voies respiratoires et virus 12
   1. Types d'immunité. Examples 13
   2. Immunité humorale et cellulaire 15
   3. Immunité active et passive 16
   4. Défense contre les agents biologiques 17
   5. Anatomie des voies respiratoires...............................18
   6. Obstacles, muqueuse et épithélium respiratoire.........19
   7. Infections respiratoires aiguës....................................21
   8. Virus respiratoires les plus courants..........................22
   9. Over - infections bactériennes....................................24
   10. Complications respiratoires supérieures et inférieures
....25
Partie II Virologie, coronavirus et COVID -19..................27
   11. Types et caractéristiques des virus non respiratoires 28
   12. Grippe et virus plus agressifs pour l'arbre respiratoire
....30
   13. Coronavirus: types, leur forme et leur structure.......32
   14. Classification des coronavirus..................................33
   15. Coronavirus d'origine animale 34
   16. Résistance dans différents environnements.............36

17. Différences entre COVID -19 et les coronavirus précédents 38
18. Virulence du SRAS-CoV-2 38
19. Immunité l à COVID -19 40

Partie III. Risques et transmission entre humains 42
20. Caractéristiques épidémiologiques 43
21. Itinéraires de transmission les plus courants 45
22. Transmission par gouttes d'air 47
23. Transmission par contact indirect 49
24. Risques de contacts plus étroits 51
25. Observation médicale aux contacts pendant 14 jours 51
26. Couper la chaîne de transmission 52
27. Les groupes à risque plus sensibles à la contagion .. 54

Partie IV Cas, clinique et complications possibles 56
28. Cas subcliniques 57
29. Cas suspects 58
30. Cas confirmés 59
31. Symptômes les plus courants de la maladie 59
32. Signes cliniques à rechercher 60
33. Essais de laboratoire importants s 61
34. Radiographies et tomographie thoracique 65
35. Complications légères 67
36. Complications graves 68
37. Autres complications 69

Partie V. Pneumonie communautaire 71
38. Concepts 72

39. Différence avec la pneumonie nosocomiale 72
40. Critères diagnostiques 73
41. Bactéries pathogènes causales 75
42. Facteurs de risque et prévention 76
43. Pneumonie virale 78
44. Pneumonie due à COVID -19 79
45. Différences avec d'autres pneumonies 80
46. Syndrome de détresse respiratoire aiguë 81
47. Septicémie respiratoire et choc septique 83
48. Complications respiratoires supplémentaires 84
49. Insuffisance d'organes multiples 85
50. Décharge médicale pour pneumonie 85

Partie VI. Risque élevé de mortalité 87
51. Personnes âgées 88
52. Fumeurs 89
53. Alcoolisme 90
54. Asthme bronchique 91
55. Maladies cardiovasculaires 93
56. Maladie pulmonaire chronique 94
57. Diabète sucré 94
58. Maladie rénale chronique 96
59. Hypothyroïdie 97
60. Insuffisance surrénale 98
61. Obésité 99
62. VIH / SIDA 100
63. Tumeurs malignes 101

64. Transplanté 102
65. Utilisation de stéroïdes 103
66. Immunosupprimé 104
67. Malades mentaux et handicapés 105

Partie VII. Épidémiologie mondiale et communautaire ... 106
68. Les épidémies dans l'histoire de l'humanité 107
69. Épidémies de coronavirus précédentes 107
70. Début, développement et fin de la pandémie 108
71. Possibilités d'endémies locales 109
72. Mesures locales, nationales et internationales 110
73. Quarantaine et isolement social 113
74. Protection individuelle des malades 114
75. Protection individuelle de vos contacts 115
76. Protection du personnel de santé 116
77. Protection du personnel d'assurance 118
78. Déclaration de cessation de la quarantaine 118
79. Déclaration de cessation de transmission 119
80. Maladie à déclaration obligatoire 120

Partie VIII. Prévention des maladies 122
81. Surveillance des contacts sans symptômes 123
82. Prendre soin du patient avec COVID -19 à domicile
 124
83. Transfert de suspects ou de malades 125
84. Hospitalisation compliquée 125
85. Centres d'hospitalisation de courte durée 126
86. Soins intensifs et ventilation assistée 128
87. Mesures générales et immunologiques de soutien . 129

88. Antiviraux, antibiotiques et stéroïdes 130
89. Vaccins actuels et futurs 133
90. Contrôle des maladies chroniques 134
91. Vitamines et nutrition 135
92. Gestion du stress social et individuel 136
93. Traitements naturels et traditionnels 139
Partie IX. Précaution individuelle et collective 141
94 . Soins météo 142
95. L'utilisation et le type de m à mascaras 143
96. Lavage des mains 145
97. Alcool et antibactérien 146
98. Mode de vie, exercice et santé mentale 148
99. Ventilation des maisons et des pièces 150
100. Soins en quarantaine 150
101. Foyers pour personnes âgées et handicapées 151
102. Marchés et supermarchés 152
103. Restaurants et salles à manger 153
104. Cinémas et théâtres 154
105. Ascenseurs et escaliers 154
106. Transports publics et privés 155
107. Vols et aéroports 156
108. Ports et croisières 157
109. Écoles et universités 157
Partie X. Résumé des faits et des controverses cliniques. 159
Volume 2 180
MANUEL DU NOUVEAU CORONAVIRUS 181

Contexte et chronologie de la pandémie 182
Partie I. Défenses, voies respiratoires et virus 189
   1. Types d'immunité 191
   2. Immunité humorale et cellulaire 192
   3. Immunité active et passive 193
   4. Défense contre les agents biologiques 193
   5. Anatomie des voies respiratoires 195
   6. Obstacles, muqueuse et épithélium respiratoire 196
   7. Infections aiguës et respiratoires 197
   8. Virus respiratoires les plus courants 198
   9. Surinfections bactériennes 200
   10. Complications respiratoires supérieures et inférieures 201
Partie II Virologie, coronavirus et COVID -19 203
   11. Types et caractéristiques des virus non respiratoires 204
   12. Grippe et virus plus agressifs pour l'arbre respiratoire 205
   13. Coronavirus: types, leur forme et leur structure 206
   14. Classification des coronavirus 207
   15. Coronavirus d'origine animale 208
   16. Résistance dans différents environnements 210
   17. Différences entre COVID -19 et les coronavirus précédents 211
   18. Virulence de l à COVID -19 212
   19. Immunité l à COVID -19 214
Partie III. Risque et transmission entre humains 216

20. Caractéristiques épidémiologiques 218
21. Voies de transmission les plus courantes 220
22. Transmission par gouttes d'air 221
23. Transmission par contact direct 222
24. Risques pour des contacts plus étroits 222
25. Observation médicale des contacts pendant 14 jours
.... 224
26. Couper la chaîne de transmission 224
27. Groupes à risque plus sensibles à la contagion 226

Partie IV Cas, clinique et complications possibles 228
28. Cas subcliniques 229
29. Cas suspects 230
30. Cas confirmés 231
31. Symptômes les plus courants de la maladie 232
32. Signes cliniques à rechercher 234
33. Essais de laboratoire importants 234
34. Radiographies et tomographie thoracique 236
35. Complications légères 237
36. Complications graves 239
37. Autres complications 241

Partie V. Pneumonie communautaire 242
38. Concepts 244
39. Différence avec la pneumonie nosocomiale 245
40. Critères diagnostiques 246
41. Bactéries pathogènes causales 247
42. Facteurs de risque et prévention 248
43. Pneumonie virale 250

44. Pneumonie due à COVID -19 252

45. Différences avec d'autres pneumonies 253

46. Syndrome respiratoire aigu sévère 254

47. Septicémie respiratoire et choc septique 254

48. Complications respiratoires supplémentaires..........255

49. Insuffisance d'organes multiples 256

50. Décharge médicale pour pneumonie 257

Partie VI. Risque élevé de mortalité......................................258

51. Maladies cardiovasculaires 259

52. Personnes âgées..260

53. Fumeurs...261

54. Alcoolisme 263

55. Asthme bronchique 263

56. Maladie pulmonaire chronique..............................264

57. Diabète sucré 265

58. Obésité..267

59. Hypothyroïdie..268

60. Insuffisance surrénale..269

61. Maladie rénale chronique 271

62. VIH / SIDA 272

63. Transplanté 274

64. Utilisation de stéroïdes 274

65. Immunosupprimé 276

66. Malades mentaux et handicapés............................277

Partie VII. Épidémiologie mondiale et communautaire...279

67. Les épidémies dans l'histoire de l'humanité 280

68. Précédentes épidémies de coronavirus 283
69. Début, développement et fin de la pandémie 285
70. Possibilités d'endémies locales 286
71. Mesures locales, nationales et internationales 287
72. Quarantaine et isolement social 288
73. Protection individuelle des malades 290
74. Protection individuelle de vos contacts 292
75. Protection du personnel de santé 293
76. Protection du personnel d'assurance 296
77. Déclaration de cessation de la quarantaine 297
78. Déclaration de cessation de transmission 298
79. Maladie à déclaration obligatoire 299

Partie VIII. Prévention des maladies 300
80. Surveillance des contacts sans symptômes 301
81. Prendre soin du patient avec COVID-19 à domicile 302
82. Transfert de suspects ou de patients 305
83. Hospitalisation compliquée 306
84. Centres d'hospitalisation conjoncturelle 307
85. Soins intensifs et ventilation assistée 308
86. Mesures générales et immunologiques de soutien . 310
87. Antiviraux, antibiotiques et stéroïdes 311
88. Vaccins actuels et futurs 312
89. Contrôle des patients chroniques 314
90. Vitamines et nutrition 315
91. Gestion du stress social et individuel 317
92. Traitements naturels et traditionnels 319

Partie IX. Précaution individuelle et collective 322
    93. Soins météorologiques 323
    94. Utilisation et type de masques 324
    95. Lavages à la main 326
    96. Alcool et antibactérien 327
    97. Mode de vie, exercice et santé mentale 328
    98. Ventilation des maisons et des pièces 329
    99. Foyers pour personnes âgées et handicapées 331
    100. Marchés et supermarchés 333
    101. Restaurants et salles à manger 334
    102. Cinémas et théâtres 335
    103. Ascenseurs et escaliers 335
    104. Transports publics et privés 337
    105. Vols et aéroports 338
    106. Ports et croisières 339
    107. Écoles et universités 341
Partie X. Résumé des faits et des controverses cliniques. 343
    108. Explications sur COVID -19 344
    109. Le monde après COVID -19 370
Épilogue 375
Le contenu 379
Références bibliographiques 389
À propos de l'auteur 393
Autres libres 393
Présence en ligne: 394
Synopsis 395

Références bibliographiques

1. "Les cas de pneumonie à Wuhan en Chine pourraient être dus à un nouveau type de virus: l'OMS". *YouTube*. Récupéré le 29 mars 2020.
2. "Novel Coronavirus - Thaïlande (ex-Chine)". *QUI*. 14 janvier 2020. Récupéré le 29 mars 2020.
3. "Cours Général d'Immunologie". *Université de Grenade*. Département de microbiologie. Récupéré le 30 mars 2020.
4. "Système immunitaire: immunité cellulaire et immunité humorale". *Mon système immunitaire*. Récupéré le 29 mars 2020.
5. "Immunité contre les agents infectieux". Page 99.J. Chabalgoity, M. Pereira, A. Rial (2008).
6. "Caractéristiques et enseignements importants de l'épidémie de coronavirus 2019 (COVID-19) en Chine". *Fondation Femeba*. Résumé du rapport du CDC de la République populaire de Chine sur 72 314 cas. Récupéré le 1er avril 2020.
7. "Modes de transmission des virus à l'origine du COVID-19: implications pour les recommandations de précaution de la CIB". *WorldHealthOrganization*. Étude publiée le 27 mars 2020. Consulté le 2 avril 2020.
8. "Résultats graves chez les patients atteints de coronavirus 2019 (COVID-19)". *CDC*. Mars 2020, consulté le 28 mars 2020.

9. «Les preuves cliniques ne soutiennent pas le traitement aux corticostéroïdes pour les lésions pulmonaires au nCoV 2019». *The Lancet,* Russell CD, Millar JE, Baillie JK. 7 février 2020.

10. «Traitement COVID -19 pour vous et la maison». *Clinique Mayo*. Récupéré le 10 avril 2020.

11. «Protection non spécifique (hétérologue) de la vaccination néonatale de BCG contre l'hospitalisation due à l'infection respiratoire et à la septicémie». María José de Castro, Jacobo Pardo-Seco et Federico Martinón-Torres. *US National Library or Medicine*. Publié le 1er juin 2015.

12. "Les cas de pneumonie à Wuhan en Chine pourraient être dus à un nouveau type de virus: l'OMS". *YouTube*. Récupéré le 29 mars 2020.

13. "Novel Coronavirus - Thaïlande (ex-Chine)". *QUI*. 14 janvier 2020. Récupéré le 29 mars 2020.

14. "Cours Général d'Immunologie". *Université de Grenade*. Département de microbiologie. Récupéré le 30 mars 2020.

15. "Système immunitaire: immunité cellulaire et immunité humorale". *Mon système immunitaire*. Récupéré le 29 mars 2020.

16. "Immunité contre les agents infectieux". Page 99.J. Chabalgoity, M. Pereira, A. Rial (2008).

17. "Caractéristiques et enseignements importants de l'épidémie de coronavirus 2019 (COVID -19) en Chine". *Fondation Femeba*. Résumé du rapport du CDC de la République populaire de Chine sur 72 314 cas. Récupéré le 1er avril 2020.

18. "Modes de transmission des virus à l'origine du COVID -19: implications pour les recommandations de précaution de la CIB". *WorldHealthOrganization*. Étude publiée le 27 mars 2020. Consulté le 2 avril 2020.

19. "Résultats graves chez les patients atteints de coronavirus 2019 (COVID -19)". *CDC*. Mars 2020. Récupéré le 28 mars 2020.

20. "Les preuves cliniques ne soutiennent pas le traitement aux corticostéroïdes pour les lésions pulmonaires au nCoV 2019". *Le Lancet*. Russell CD, Millar JE, Baillie JK. 7 février 2020

21. "Traitement COVID -19 pour vous et la maison". *Clinique Mayo*. Récupéré le 10 avril 2020.

22. «Protection non spécifique (hétérologue) de la vaccination néonatale de BCG contre l'hospitalisation due à l'infection respiratoire et à la septicémie». María José de Castro, Jacobo Pardo-Seco et Federico Martinón-Torres. *US National Library or Medicine*. Publié le 1er juin 2015.

Copyright © 2021 Mario Vega Carbó

Tous droits réservés

À propos de l'auteur

- Un médecin cubain a obtenu son diplôme en 1994.
- Spécialiste en endocrinologie et médecine familiale.
- Master en longévité et échographe.
- Professeur de physiopathologie médicale.
- Amateur de bien faire, de famille et de nature.

Autres libres

1. Un pari sur l'endocrinologie naturelle.
2. Je réponds à 1500 questions sur: les hormones, le métabolisme et la nutrition.
3. Où l'hormone règne ... fiction basée sur des cas cliniques.
4. SOS toxines hormonales.
5. Dévoilement des mythes: métabolisme, endocrinologie et reproduction.
6. Hormones, glandes et maladies endocriniennes. Son histoire.
7. Café, tabac et alcool: ses troubles métaboliques et hormonaux.
8. Alertes endocriniennes.
9. Manuel du Nouveau Coronavirus.

Présence en ligne:

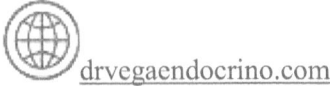 drvegaendocrino.com

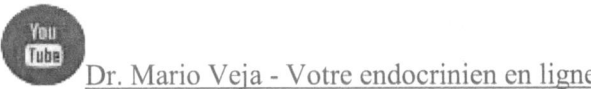 Dr. Mario Veja - Votre endocrinien en ligne

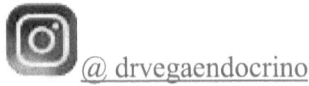 @ drvegaendocrino

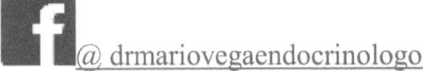 @ drmariovegaendocrinologo

Synopsis

Nous vivons à une époque qui sera marquée par l'histoire. Il y a quelques mois à peine, presque personne n'avait entendu parler de COVID-19 et aujourd'hui, ses impacts ont plongé le monde dans une crise mondiale et sociale sans précédent.

Comme il n'y a pas de remède concret jusqu'à présent, la meilleure façon d'y faire face est par la connaissance, la recherche et la diffusion de techniques éprouvées pour le contrôler et le prévenir.

Dans ce cadre, le Dr Mario Vega Carbó présente un nouveau livre dans lequel il explore pleinement le monde des maladies virales.

Il y analyse l'histoire et les caractéristiques du nouveau coronavirus, la façon dont il est transmis, ses symptômes les plus courants et les complications qu'il génère dans le corps humain.

Il explore également les groupes les plus à risque, les mesures préventives et protectrices à prendre et les types de traitements disponibles.

En raison de l'époque, c'est un manuel de lecture essentiel pour tout le monde.

www.ingramcontent.com/pod-product-compliance
Lightning Source LLC
Chambersburg PA
CBHW031605210526
45464CB00004B/1434